Lilyane Clémente

Trois protocoles pour rester zen

AF210451

Lilyane Clémente

Trois protocoles pour rester zen

Comment rester zen en toutes circonstances

Éditions Vie

Impressum / Mentions légales

Bibliografische Information der Deutschen Nationalbibliothek: Die Deutsche Nationalbibliothek verzeichnet diese Publikation in der Deutschen Nationalbibliografie; detaillierte bibliografische Daten sind im Internet über http://dnb.d-nb.de abrufbar.
Alle in diesem Buch genannten Marken und Produktnamen unterliegen warenzeichen-, marken- oder patentrechtlichem Schutz bzw. sind Warenzeichen oder eingetragene Warenzeichen der jeweiligen Inhaber. Die Wiedergabe von Marken, Produktnamen, Gebrauchsnamen, Handelsnamen, Warenbezeichnungen u.s.w. in diesem Werk berechtigt auch ohne besondere Kennzeichnung nicht zu der Annahme, dass solche Namen im Sinne der Warenzeichen- und Markenschutzgesetzgebung als frei zu betrachten wären und daher von jedermann benutzt werden dürften.

Information bibliographique publiée par la Deutsche Nationalbibliothek: La Deutsche Nationalbibliothek inscrit cette publication à la Deutsche Nationalbibliografie; des données bibliographiques détaillées sont disponibles sur internet à l'adresse http://dnb.d-nb.de.
Toutes marques et noms de produits mentionnés dans ce livre demeurent sous la protection des marques, des marques déposées et des brevets, et sont des marques ou des marques déposées de leurs détenteurs respectifs. L'utilisation des marques, noms de produits, noms communs, noms commerciaux, descriptions de produits, etc, même sans qu'ils soient mentionnés de façon particulière dans ce livre ne signifie en aucune façon que ces noms peuvent être utilisés sans restriction à l'égard de la législation pour la protection des marques et des marques déposées et pourraient donc être utilisés par quiconque.

Coverbild / Photo de couverture: www.ingimage.com

Verlag / Editeur:
Éditions Vie
ist ein Imprint der / est une marque déposée de
OmniScriptum GmbH & Co. KG
Heinrich-Böcking-Str. 6-8, 66121 Saarbrücken, Deutschland / Allemagne
Email: info@editions-vie.com

Herstellung: siehe letzte Seite /
Impression: voir la dernière page
ISBN: 978-3-639-68109-3

Copyright / Droit d'auteur © 2014 OmniScriptum GmbH & Co. KG
Alle Rechte vorbehalten. / Tous droits réservés. Saarbrücken 2014

TROIS PROTOCOLES

POUR RESTER ZEN

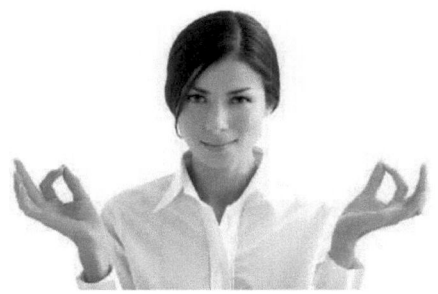

TABLE DES MATIERES

Introduction 7

Les indications 9

Les contre-indications 10

A qui cette technique est-elle adressée ? 12

Quand la pratiquer ? 12

Combien de temps cela prend-il ? 13

Où la pratiquer ? 13

Comment pratiquer ? 13

Les protocoles 15

Premier protocole : Inversement proportionnel 17

Deuxième protocole : les mouvements oculaires 19

Troisième protocole : La visualisation 21

Le stress 23

    Le stress, maladie des temps modernes 23

    Avons-nous besoin du stress ? 23

    L'abus de stress est mauvais pour la santé 24

    Quand y a-t-il état de stress ? 24

    Que se passe-t-il lorsque le cerveau reconnaît un danger ? 24

    Quels sont les symptômes liés au stress ? 25

        Symptômes physiques 25

        Symptômes émotionnels 25

        Symptômes cognitifs 26

        Problèmes de comportements 26

    Quels sont les stresseurs externes ? 27

    Quels sont les stresseurs internes ? 28

    Stress aigu ou chronique ? 29

Quelles sont les causes du stress ? 30

    Le Stress professionnel 31

        Risques liés au stress professionnel 32

    Le harcèlement moral ou sexuel 38

        Le harcèlement : Une attitude malheureusement bien réelle 38

    Le stress lié aux difficultés familiales 43

        Manque de communication 43

    Le Stress au volant 47

        Au volant, restons zen ! 47

Le stress scolaire.. **50**
   L'école, un lieu d'enjeux 50
   Privilégier le bon apprentissage 51
   Avez-vous peur de ne pas avoir assez de mémoire ? 54

Le stress sportif **56**
   La préparation mentale 56
   Durant la compétition sportive 60

Conséquences du stress chronique *62*

La dépression **63**

Les compulsions et dépendances **63**
   Pourquoi un individu s'adonne-t-il à une compulsion plutôt qu'à une autre ? 63
   La substance ou le comportement compulsif : est-ce un choix arbitraire ? 64
   Le tabac 66
   Compulsion alimentaire 69
   Consommation d'alcool 70

Les insomnies **72**
   Quand Morphée tarde à venir 72

Les phobies *75*

Quand la peur vous gâche la vie **76**
   Des causes multiples 76
   Peurs irrationnelles 77
   Phobies spécifiques 77
   Phobie liée à un animal 78
   Peur de prendre l'avion 80
   Peur d'un endroit clos 83

Phobies sociales **84**
   Prise de parole en public 85

Travail thérapeutique avec les enfants *87*

Exemples de mots à utiliser *89*

Bibliographie *93*

Introduction

Lors de ma pratique en naturopathie, je constatais que certains patients avaient un réel désir de changer (arrêter de fumer, maigrir, etc.) mais n'y arrivaient pas malgré tous les soins prodigués et leur consciente bonne volonté de guérir. C'était, comme si, quelque chose en eux bloquait le phénomène de changement ou de guérison.

J'ai alors décidé en 2004 de suivre une formation en hypnose thérapeutique afin de les aider à déprogrammer des anciens schémas répétitifs qui risquaient d'être responsables de ces blocages. Je me suis cependant très vite rendue compte que la technique en hypnose que j'utilisais donnait beaucoup trop d'importance aux métaphores et/ou symboles du thérapeute au détriment de ceux du patient.

J'ai alors développé une technique en hypnose, que j'ai appelée hypnose protocolaire©, qui propose un ensemble de 26 protocoles choisis par le thérapeute en fonction du trouble à résoudre.

Cette technique donne d'excellents résultats mais requiert non seulement que le patient soit en transe hypnotique (qui n'est, ni plus ni moins, qu'un état que l'on connait tous, lorsque nous sommes dans un état de rêverie ou simplement lorsque nous regardons la télévision) mais demande également, et surtout, l'assistance d'un thérapeute car nous ne pouvons pas être juge et partie à la fois.

Cependant ces deux conditions ne sont pas nécessaires pour trois protocoles qui se nomment :

- INVERSEMENT PROPORTIONNEL
- Les MOUVEMENTS OCULAIRES
- Le SAUT DANS LE FUTUR (visualisation)

J'utilise régulièrement ces protocoles lorsque les patients ont de la peine à visualiser ou ceux qui rencontrent une résistance à entrer en transe hypnotique (forte claustrophobie ou peur de lâcher prise par exemple).

Je leur demande ensuite de continuer à pratiquer ces protocoles en dehors des séances. Des retours réellement convaincants me sont rapportés par ces patients qui trouvent cette technique vraiment efficace et très facile à utiliser pour tous les problèmes qu'ils rencontrent.

J'en ai donc conclu que cette technique pouvait être enseignée en dehors des séances en hypnose protocolaire d'une manière simple et rapide. Cette technique se différencie de l'autohypnose qui donne également d'excellents résultats. Cependant il n'est pas toujours facile de se mettre en autohypnose lorsqu'un problème surgit et que nous devons y faire face immédiatement.

C'est pour cette raison que les protocoles expliqués dans cet ouvrage, vous permettront de faire face rapidement et facilement à tous types de problèmes et dans toutes les situations.

Les indications

Ces protocoles pourront être utilisés en toutes circonstances lorsqu'une émotion limitante et négative envahira vos pensées.

Ils seront particulièrement indiqués pour réduire le stress dans les cas suivants :

Stress émotionnel
- ✓ anxiété
- ✓ compulsion et dépendance : tabac, boulimie, etc.
- ✓ fatigue
- ✓ insomnie
- ✓ nervosité
- ✓ peurs diverses
- ✓ phobies

Stress professionnel
- ✓ harcèlement
- ✓ manque de créativité
- ✓ manque de motivation

Stress scolaire
- ✓ problème d'apprentissage
- ✓ examen

Stress sportif
- ✓ préparation mentale
- ✓ compétition sportive

Les contre-indications

Les cas de psychoses sévères et notamment tout ce qui relève de la psychiatrie lourde ainsi que les personnes souffrant de dépression chronique.

Quant le bon sens le requiert, en conduisant une voiture par exemple.

Les cas de psychoses sévères sont totalement contre-indiqués dans ce cas car la personne souffrant d'un trouble de la personnalité ne peut pas avoir le recul nécessaire pour trouver les résolutions à ses problèmes et risque, comme nous allons le voir pour la dépression, d'aggraver ses problèmes.

En ce qui concerne la dépression chronique, c'est une maladie très répandue dont les conséquences sur la vie sociale, professionnelle et affective peuvent être importantes. Tout comme un sujet souffrant de troubles de la personnalité, un sujet souffrant de dépression chronique n'aura pas le recul nécessaire et la force d'analyser les émotions qui l'envahissent. Le risque d'échec est important et il est inutile de charger émotionnellement un sujet qui est déjà en souffrance.

En ce qui concerne ce trouble, seul un médecin psychiatre peut poser le diagnostic de dépression. Par conséquent ne pas faire d'autodiagnostic. Attention également à ne pas confondre une dépression avec une tristesse réactionnelle et passagère qui fait suite à un événement douloureux (après un deuil par exemple).

Les protocoles proposés dans cet ouvrage devront par conséquent être uniquement utilisés par des personnes sujettes à un mal-être passager, à des blocages émotionnels ou à une tristesse suite à un événement difficile car un échec pourrait être perçu comme irréversible et plonger la personne souffrant de ce trouble dans un abattement de non-retour. Elle devra donc se diriger vers des professionnels de santé qui sauront l'aiguiller vers sa guérison.

Mis à part ces deux types de cas, il n'y a pas de réelles contre-indications à utiliser ces protocoles sauf lorsque le bon sens le requiert car je n'ai rencontré jusqu'à présent, aucun retour négatif.

Cependant si vous souffrez d'une quelconque malformation oculaire (pour le protocole des MOUVEMENTS OCULAIRES) ou si vous craigniez que ces exercices ne vous conviennent pas, renoncez à les pratiquer et en cas de doute demandez à votre médecin.

Cependant, comme je l'ai indiqué, voici trois situations de vie où il est fortement déconseillé d'utiliser ces protocoles :

- ✓ Quand vous conduisez car votre attention pourrait être distraite ;
- ✓ Quand vous utilisez un appareillage professionnel ou privé nécessitant une concentration ou faisant appel à un acte répétitif ;
- ✓ Quand le bon sens le requiert.

A qui cette technique est-elle adressée ?

Le stress et les émotions limitantes touchent malheureusement toutes les catégories de personnes, des jeunes enfants aux personnes âgées et dans toutes les catégories professionnelles. Cette méthode nécessitant cependant une certaine conscience de l'événement, les très jeunes enfants ne pourront utiliser cette méthode seul. Veuillez vous référer à la rubrique 'Travail thérapeutique avec les enfants' en fin d'ouvrage.

Comme nous venons de le voir, les protocoles proposés dans cet ouvrage pourront être utilisés par des personnes sujettes à un mal-être passager, à des blocages émotionnels, à une tristesse passagère ou se trouvant devant un événement difficile à supporter.

Quand la pratiquer ?

A tout moment du jour comme de la nuit, il n'y a pas un moment meilleur que l'autre, c'est quand on en a besoin et autant de fois que l'on en a besoin.

Il se peut même que vous en ayez besoin lors de réveils nocturnes ou si vous êtes coincé dans un embouteillage, au travail, à la maison, etc. la liste est loin d'être exhaustive.

Et en plus seules quelques minutes suffisent.

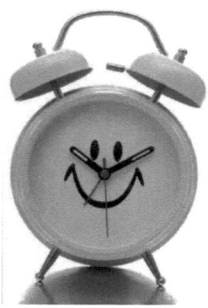

---

[1] Image © Karen Roach - Fotolia.com

Combien de temps cela prend-il ?

Deux à trois minutes sont amplement suffisantes pour enlever un stress.

Où la pratiquer ?

Afin de pratiquer cette technique, il n'est pas du tout nécessaire de se coucher ou de se trouver dans un lieu propice à la tranquillité et à l'abri du bruit ou du stress, car c'est justement le lieu dans lequel vous vous trouvez qui provoque peut-être cet état de stress qui vous envahit et il n'est pas toujours possible de partir du lieu-dit.

Comme ce sont des protocoles discrets et rapides, il vous suffira de quelques minutes pour vous débarrasser d'une émotion qui vous submerge et de retrouver calme et sérénité ou énergie et bonne humeur.

A vous de choisir l'état émotionnel dans lequel vous aimeriez être.

Comment pratiquer ?

Il n'est absolument pas nécessaire d'être allongé ou confortablement assis car vous allez pouvoir utiliser cette méthode quasiment partout, à tout moment, du jour comme de la nuit.

À moins d'avoir un interlocuteur en face de vous qui vous regarde droit dans les yeux, il est tout à fait possible d'utiliser discrètement la méthode des MOUVEMENTS OCULAIRES debout et les yeux bien ouverts.

En fin d'ouvrage vous trouverez une liste de mots auxquels vous pourrez vous référer si l'imagination venait à vous manquer.

Les protocoles

1. Inversement proportionnel

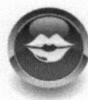

2. Les mouvements oculaires

3. La futurisation /visualisation

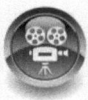

---

[2] Image © Vanessa Fotolia.com

Premier protocole :
Inversement proportionnel

Plus on connait, plus on aime.
Léonard de Vinci
Extrait des Carnets

Émile Coué fait partie des vétérans de la formule thérapeutique car déjà en 1883 dans sa pharmacie, il conseillait au malade de prononcer la formule suivante :

« *Tous les jours, à tous points de vue, je vais de mieux en mieux* »

Aussi efficace que puisse être cette formule, elle reste vague sur l'état émotionnel du sujet qui souffre.

La formule thérapeutique nommée INVERSEMENT PROPORTIONNEL, va permettre de convertir un émotionnel dit limitant ou négatif vers un état agissant et positif. C'est-à-dire :

Plus (+) l'émotionnel négatif est important et plus (+) **l'émotionnel positif** deviendra important.

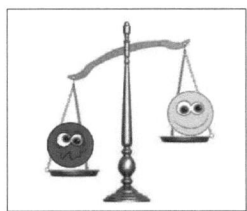

---

[3] Images © Dawn Hudson Fotolia.com

En premier lieu, il vous suffit de ressentir l'état émotionnel au moment des faits. Vous pourriez vous trouver, nerveux, par exemple.

Demandez-vous ensuite dans quel état émotionnel vous aimeriez être dans cette même situation qui ne peut pas changer. Le but sera de trouver le contraire positif. Vous aimeriez être, par exemple, calme.

Basculer ensuite la formule négative en positive en utilisant la formule suivante :

Plus (+) je me sens nerveux/nerveuse
et plus je deviens calme
et plus je deviens calme
et moins je me sens nerveux/nerveuse
et moins je me sens nerveux/nerveuse
et plus je deviens calme
pour être totalement calme et détendu(e) dans cette situation

Répétez cette formule minimum trois fois.

Cette formule thérapeutique peut paraître complexe à prime abord mais va paraître, à très court terme, tout à fait simple et logique. Après l'avoir récitée trois fois et avoir pris le coup de main, elle va vous paraitre rapidement très facile d'accès.

Adaptez toujours la formule thérapeutique au contexte et à l'émotion.

Continuez ensuite avec le protocole des MOUVEMENTS OCULAIRES, protocole qui consiste à écrire avec vos yeux le mot positif que vous désirez intégrer.

Deuxième protocole :
les mouvements oculaires

Ferme les yeux,
et le monde devient celui que tu veux.
Alain Berliner
Extrait de 'Ma vie en rose'

Le protocole des mouvements oculaires fait généralement suite à la formule thérapeutique INVERSEMENT PROPORTIONNEL précédemment décrite mais ce n'est pas toujours le cas. Il peut être également utilisé seul. Ce protocole va permettre d'intégrer un mot positif que vous aurez préalablement choisis.

Les mouvements oculaires sont des phénomènes naturels qui sont reproduits naturellement lors du sommeil paradoxal, sommeil dans lequel apparaissent les rêves. Les chercheurs sont encore dans l'ignorance des fonctions des rêves et des mouvements oculaires qui les accompagnent et les hypothèses pour expliquer les raisons de ces phénomènes sont presque aussi nombreuses qu'il y a d'études en cours.

Cependant ces mouvements oculaires conscients vont avoir une fonction **d'intégration positive**.

Ce protocole, contrairement au précédent qui nécessite un court moment d'adaptation, est très simple. Il suffit d'écrire avec vos yeux le mot que vous désirez intégrer.

Prenons l'exemple suivant : ZEN

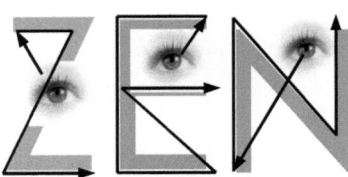

---

[4] Image © NLshop Fotolia.com

Vous pouvez garder les yeux ouverts ou fermés ceci n'a pas d'importance sauf si vous avez une personne en face de vous qui vous regarde droit dans les yeux et qui risque de se demander ce qui vous arrive.

Pour écrire la lettre Z, commencez par regarder le plus loin possible en haut à gauche. Vous devez sentir une sorte de petite tension au niveau des yeux, mais pas trop non plus, le but n'est pas de ressentir une gêne mais juste une légère tension.

Regardez ensuite en haut à droite puis descendez en diagonale tout en bas à gauche et terminez en regardant le plus loin possible en bas à droite. Voilà ! La lettre Z vient d'être écrite. Continuez de la même manière avec la lettre E et N.

Terminez par une bonne inspiration.

Certains aimeront écrire en lettres minuscules, d'autres en lettres majuscules, là aussi il n'y a pas de préférence, faites le mieux pour vous.

Idéalement, écrire trois fois le mot avec vos yeux. Le plus important étant de bien sentir une légère tension au niveau des muscles des yeux.

Comme il l'a été écrit dans les contre-indications, si vous sentez que cet exercice procure une gêne importante, évitez de l'utiliser. Vous allez pouvoir utiliser deux autres protocoles tout aussi efficaces.

Troisième protocole :
La visualisation

*Ce qui n'existe pas,
est ce que nous n'avons pas assez désiré.*
Nikos Kazantzákis

Technique largement utilisée par les athlètes du monde entier en phase de préparation sportive ou lors des compétitions, la visualisation a déjà fait ses preuves dans le domaine de la vie courante pour bon nombre de ses adeptes.

Cette technique est extrêmement efficace en hypnose car, si je prends l'exemple des allergies, elle permet de diminuer de bien 80% les réactions allergiques en demandant simplement au patient de s'imaginer être tout à fait à l'aise dans des situations où il aurait eu des réactions allergiques.

Pour donner un exemple de la puissance de cette technique, une étude avait été lancée avec des sportifs qui se préparaient à une compétition. Un premier groupe a été préparé uniquement physiquement, tandis que le deuxième groupe a été préparé physiquement <u>et</u> mentalement à <u>gagner</u> la compétition. Après un certains nombre de jours, les deux groupes ont été analysé et, chose surprenante, le deuxième groupe avait une masse musculaire plus importante que la première.

Cette technique démontre non seulement la capacité de notre esprit à nous préparer non seulement psychologiquement à affronter un événement mais également la capacité qu'il a à modifier notre organisme face à un événement à venir.

Peu importe l'événement auquel vous désirez vous préparer (un entretien d'embauche, une confrontation avec un/une supérieur(e), un examen, etc.) il sera d'autant plus efficace si, après avoir utilisé les deux premiers protocoles, vous utilisez la visualisation pour terminer cette trilogie thérapeutique.

Pour ce faire il vous suffira de vous imaginer agir exactement comme vous aimeriez agir dans la situation donnée en tenant compte des personnes avec lesquelles vous allez avoir à faire ou également une situation que vous allez devoir affronter, prendre l'avion par exemple.

Si vous désirez vous imaginer heureux, ne vous en privez pas mais imaginez-vous souriant et agissez au centuple. Imaginez-vous faire des triples sauts périlleux de bonheur, ouvrir les bras à la vie, embrasser votre prochain, courir au soleil.

Osez imaginer !

Personne ne vous en tiendra rigueur ou se moquera de vous, car personne ne saura ce que vous êtes entrain d'imaginer, mais votre subconscient, lui, pensera que tout ceci est vrai et fera tout pour reproduire ce qu'il vient de vivre.

Personnellement lorsque j'utilise ce protocole, j'utilise mes cinq sens : la vue, le toucher, l'odorat, le goût et l'ouïe afin de bien ancrer la nouvelle sensation que je désire obtenir.

Dans l'exemple du lâcher prise, je m'imagine couchée dans un champ (kinesthésique), entourée de fleurs de toutes les couleurs (visuel), de leur parfum (odorat), du soleil sur ma peau (sensation kinesthésique), des oiseaux qui chantent (ouïe) et de saveur d'une feuille de menthe (goût).

Libre à vous de vous imaginer dans la situation désirée, qu'elle puisse être dans un bain chaud ou au sommet de l'Everest.

Le stress

Le stress, maladie des temps modernes

Le mot "stress" provient du vieux français 'déstresse' issu quant à lui du latin 'stringere' qui signifie 'serrer'.

Panoplie de termes interreliés indiquant un état de tension et de pressions autant mentales que physiques que nous subissons tous les jours. Cependant le stress est tout d'abord une réponse innée normale et naturelle de notre organisme car il s'agit d'un mécanisme d'adaptation pour la survie; la réponse au stress est donc nécessaire, salutaire et inévitable.

Le dictionnaire médical le définit comme suit : "Un ensemble de réactions biologiques et psychologiques, qui se déclenchent dans l'organisme lorsque celui-ci doit faire face de façon soudaine à une demande, quelque soit sa nature (déplaisante ou agréable).[5]"

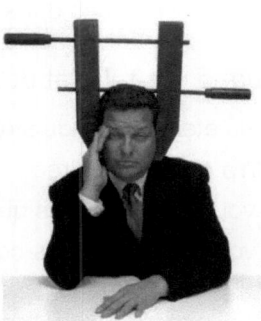

Notre ancêtre l'homme des cavernes devait soit combattre soit fuir devant ses prédateurs. L'homme moderne, quant à lui, doit continuellement se soumettre à des situations telles qu'un rythme de vie accéléré, des conditions de travail exigeantes, une situation de conflit avec une autre personne, la maladie, la compétition professionnelle, etc. la liste est malheureusement loin d'être exhaustive.

Si la réaction de stress de l'homme des cavernes était courte (quelques minutes à quelques heures) l'homme moderne, quant à lui, se voit contraint à vivre ces situations stressantes d'une manière continuelle.

Avons-nous besoin du stress ?

Oui, pour fonctionner de façon optimale, le système nerveux a besoin d'un certain degré de stress.

Cependant, si la réponse de stress est constamment déclenchée et si elle dépasse les limites adaptatives de votre organisme, celui-ci se trouve en état d'ébullition permanente. Par la suite toute cette tension se retournera contre lui-même, pouvant provoquer l'épuisement et même la maladie.

---

[5] Dictionnaire médical, Masson, Paris, 1997
[6] Image © James Steidl Fotolia.com

L'abus de stress est mauvais pour la santé

Comme nous venons de le voir, le stress peut être positif car il stimule les surrénales (situées en dessus des reins) qui déclenchent des sécrétions d'hormones afin de permettre à l'organisme de s'adapter à une situation donnée.

Prenons l'exemple suivant : Un élève récite une poésie devant son professeur et ses camarades. Son stress stimule la médullosurrénale qui produit alors l'adrénaline, hormone du stress. L'élève est donc stimulé dans sa récitation et est, par conséquent, plus (+) performant. Il nous est également arrivé à tous de devoir terminer un travail dans un temps record, c'est comme si nous avions eu un turbo à la place du cerveau.

Cependant, le stress mal géré, et qui dure dans le temps, a des effets majoritairement négatifs sur l'organisme. Il engendre toute une panoplie de symptômes : difficulté à se concentrer, fatigue, difficulté au réveil, irritabilité, colère injustifiée, dépression, chute du système immunitaire. Ces symptômes seront développés dans un chapitre suivant.

Quand y a-t-il état de stress ?

Vous êtes en état de stress lorsque la situation que vous vivez :

a) n'a pas été désirée ;

b) vous ne savez pas quand elle va se terminer ;

c) vous ne savez pas comment elle va se terminer et vous ne voyez pas une issue favorable.

La pire des situations liée au stress est la guerre car elle n'a pas été voulue par la population, on ne sait pas quand elle va se terminer et quelles en seront les pertes humaines, sociologique et financière.

Mais se trouver face à un(e) collègue de travail qui parle fort et qui vous dérange est un stress qui peut s'avérer tout aussi difficile à supporter qu'un stress violent et brutal.

Que se passe-t-il lorsque le cerveau reconnaît un danger ?

Lorsque le cerveau reconnaît un danger, il sonne l'alerte au moyen de réactions physiologiques immédiates afin de faciliter soit la fuite ou le combat en provoquant, entre autre, une décharge d'adrénaline dans le sang soit la soumission en provoquant une sorte de tétanie musculaire.

---

[7] Image © Eyewave Fotolia.com

24

En ce qui concerne la première réaction, celle-ci aura pour effet de :
- Libérer du sucre stocké dans le foie
- Augmenter le rythme cardiaque afin de 'distribuer' ce sucre aux cellules
- Brûler plus rapidement ce sucre

Les cellules ayant leur 'carburant' peuvent libérer l'énergie (Adénosine-triphosphate, ATP).

Cependant cette réaction doit être brève et ne doit pas se dérouler dans le temps faute de voir la personne se trouver en hypoglycémie (manque de sucre dans le sang) et se trouver sujette à des crises de fringales indésirées.

Si cette réaction de stress persiste au-delà du temps nécessaire de récupération, ces mécanismes donnent lieu à des malaises physiques et psychologiques qui deviennent alors des symptômes de stress.

Quels sont les symptômes liés au stress ?

Divers symptômes peuvent survenir lorsqu'une personne vit une situation de stress. Toutefois, les symptômes peuvent varier d'une personne à une autre en fonction de sa capacité à gérer ces situations données.

La détresse psychologique peut être la conséquence d'un état de stress mal géré ; elle peut se manifester par des états suivants :

Symptômes physiques

Crampes abdominales avec ou sans périodes de diarrhée, problèmes digestifs divers pouvant être ou non douloureux (syndrome de l'intestin irritable et inflammatoire), diminution de la résistance du système immunitaire, diminution du désir sexuel, douleur lombaire, douleurs et tensions musculaires dans tout le corps, hypertension artérielle, troubles de l'endormissement, insomnie, maux de tête fréquents et difficiles à soulager, sensation d'un manque d'énergie pour accomplir ses activités, tension et raideur au cou et à la nuque, tremblements, ulcères gastriques, etc.

Symptômes émotionnels

Agitation, anxiété, colère, culpabilité, impatience, irritabilité, méfiance envers les autres, nervosité (incapacité de ralentir et de se détendre), perte d'intérêt, pleurs injustifiés, saute d'humeur, sensation de perte de contrôle, vertiges, insomnies, etc.

---

[8] Image © Sylvia Zimmermann Fotolia.com
[9] Image © Coka Fotolia.com

Symptômes cognitifs

Indécision, inquiétude, irritation, désorganisation, difficulté à s'adapter au changement, difficulté à se concentrer, difficulté dans les relations, diminution de l'estime de soi, perte de mémoire, tendance à être préoccupé facilement, tentatives de suicide.

Problèmes de comportements

Absentéisme au travail, consommation de tabac, d'alcool, de café, de sucre, de chocolat, fatigue, mauvaise alimentation entraînant une prise ou une perte de poids, perte d'intérêt à prendre soin de soi (hygiène corporelle, activités physiques, etc.) tendance à s'isoler, etc.

Le stress est avant tout une fonction de la perception qu'on a de l'événement et de notre capacité à y faire face. Une situation qui peut donc paraître anodine pour une personne peut paraître dramatique pour une autre. L'une peut avoir une réaction normale face à l'événement tandis que l'autre va se sentir happée dans cette situation et se sentir totalement anéantie et impuissante.

Quels sont les stresseurs externes ?

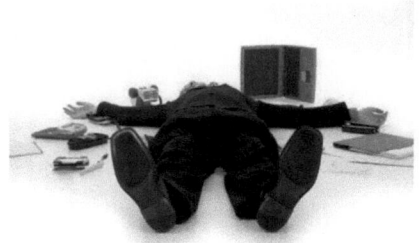

- Accident
- appareillage fonctionnant mal ou toujours en panne,
- bruit continu
- conflit avec un collègue ou un coéquipier,
- date de remise d'un travail irréaliste ou échéanciers très rapprochés,
- décès d'un proche,
- déménagement
- difficultés relationnelles professionnelles ou privées
- divorce,
- échec à un examen,
- exigences des supérieurs ou professeurs,
- harcèlement moral,
- harcèlement sexuel,
- maladie
- passage d'un examen,
- pression familiale (attentes irréalistes),
- prise de parole
- problèmes financiers,
- restructuration professionnelle
- rupture amoureuse,
- soucis familiaux,
- stress lié aux transports (bus, voiture, train, etc.)
- surcharge de travail,
- tensions dans le couple
- etc.

---

[10] Image © Jaimie Duplass Fotolia.com

Quels sont les stresseurs internes ?

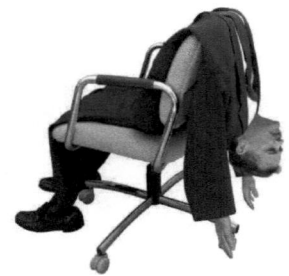

- Attentes personnelles trop élevées,
- difficulté à prendre des décisions,
- doute,
- esprit compétitif,
- incertitude,
- insécurité,
- maladie,
- manque d'assurance vis-à-vis des autres,
- manque de confiance dans ses propres capacités,
- objectifs irréalistes,
- perfectionnisme,
- peur de l'avenir,
- peur de l'échec,
- phobies,
- se comparer défavorablement aux autres,
- solitude,
- tendance à se blâmer pour ses erreurs et ses échecs,

etc. la liste est également loin d'être exhaustive.

[11] Image © Tom Denham Fotolia.com

Stress aigu ou chronique ?

Quand les symptômes provoqués par les réactions de stress sont intenses au point de nuire temporairement aux occupations normales, on parle de **stress aigu**. Ce problème peut se manifester après un événement traumatisant (la mort d'un proche, un accident, une perte financière, etc.)

La plupart du temps, les malaises aigus sont temporaires, mais ils peuvent se répéter à une certaine fréquence.

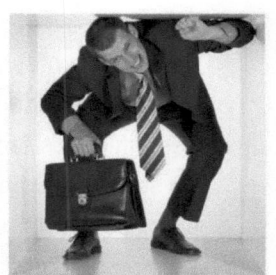

Le **stress chronique**, quant à lui, est un état anormal et permanent qui peut avoir plusieurs causes :

- Une situation difficile et persistante que la personne n'arrive ni à modifier ni à fuir,
- Un emploi précaire, un revenu insuffisant pour les responsabilités financières,
- Le harcèlement d'un supérieur,
- La responsabilité d'un parent malade, un enfant difficile, une relation de couple conflictuelle ou instable, etc.
- Plusieurs situations différentes et stressantes qui se chevauchent.

[12] Image © Tomasz Trojanowski Fotolia.com

Quelles sont les causes du stress ?

- Le stress professionnel
- Le harcèlement moral ou sexuel
- Les difficultés familiales
- Le stress au volant
- Le stress scolaire
- Le stress sportif

Le Stress professionnel

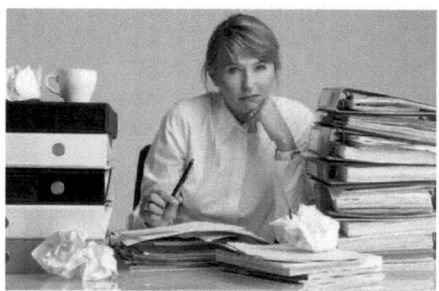

Depuis une quinzaine d'années le stress professionnel apparaît comme l'un des risques majeurs auquel les organisations et entreprises doivent faire face. Un salarié européen sur cinq déclare souffrir de problèmes de santé liés au stress sur son lieu de travail[13].

Voici quelques exemples cités de nuisances professionnelles :

- Ambiance de travail difficile
- Échéances irréalisables
- Harcèlement moral
- Harcèlement sexuel
- Lieu de travail difficile (situé dans les sous-sols, endroit bruyant, au froid, fatiguant, problèmes informatiques, etc.)
- Mauvaise organisation du travail
- Menace de licenciement
- Pressions excessives et ingérables
- Rivalité professionnelle
- Supérieur(e) autoritaire

L'OMS s'est penchée sur ce problème de stress professionnel qui peut s'avérer être très dommageable autant pour l'employé que pour la société qui l'emploie. Des informations sont disponibles sur internet sur le site de l'OMS (www.who.org). En fin d'ouvrage vous trouverez dans la section Bibliographie les documents mentionnés.

---

[13] Base de données de la Santé pour tous, Copenhague, Bureau régional de l'OMS pour l'Europe.
[14] Image © Franz Pfluegl Fotolia.com

Même si la loi demande à l'employeur de savoir gérer les problèmes inter-entreprises, ce n'est malheureusement pas souvent le cas. Le nombre d'employés ainsi que le stress des supérieurs lui-même peuvent empêcher une bonne gestion du stress de la part de la direction.

Toujours selon l'étude menée par l'OMS voici également les risques liés au stress. La connaissance de ces informations pourra aider la personne à trouver des sujets de travail dans les protocoles qui vont suivre.

Risques liés au stress professionnel
- Avoir trop ou peu à faire
- Charges de travail, rythmes et cadences
- Horaires de travail matinaux
- Horaires de travail imprévisibles
- Horaires de travail stricts immuables
- Horaires de travail trop longs et incompatibles avec la vie sociale et privée
- Manque de variété
- Tâches déplaisantes
- Tâches répugnantes
- Travail monotone, peu stimulant et dépourvu de sens
- Travailler avec de fortes contraintes temporelles

La liste est, là aussi, loin d'être exhaustive. La lecture de ce rapport doit être une priorité non seulement pour l'employé afin qu'il connaissance ses droits, mais également pour l'employeur.

Comment y remédier ?

Lorsque vous ressentez que la situation vous dépasse et que vous n'arrivez plus à la gérer, prenez quelques minutes de recul et essayez de ressentir quelle est l'émotion qui vous envahit à cet instant précis ?

Est-ce une émotion de stress physique (douleurs dorsales, migraines, boule au ventre par exemple) ou est-ce un stress émotionnel (envie de pleurer) ?

Prenez bien soin d'analyser cette émotion afin d'être le plus précis(e) possible sans oublier que vous allez pouvoir utiliser plusieurs formules thérapeutiques si la première n'est pas suffisante et ne permet pas de diminuer immédiatement le stress ressenti.

Voici comment procéder :

Vous devez préalablement détecter l'état émotionnel dans lequel vous vous trouvez. Prenons l'exemple suivant :

Je me sens stressé(e)

Choisissez ensuite l'état dans lequel vous aimeriez être **dans cette même situation** qui ne peut, malheureusement, pas changer. Ne dites pas « J'aimerais que ma/mon collègue soit plus (+) sympathique » car ceci ne dépend pas de vous, mais bien de lui ou d'elle. Mais choisissez des termes comme par exemple :

Je désire être détaché(e) face à ma/mon collègue
et rester serein(e).

PREMIER PROTOCOLE

Voici un exemple de formule thérapeutique :

Plus(+) je me sens stressé(e) face à cette situation
et plus je deviens calme et serein(e),
et plus je suis calme et serein(e)
moins je me sens stressé(e) face à cette situation
et moins je me sens stressé(e) face à cette situation
et plus je me deviens calme, serein(e) et détendu(e)
afin de pouvoir continuer mon travail sereinement

Répétez cette formule trois fois.

DEUXIÈME PROTOCOLE

Afin que cet exercice puisse être le plus efficace possible, pensez bien à regarder le plus loin possible afin de stimuler les muscles oculaires.

Les MOUVEMENTS OCULAIRES pourront être faits avec le mot *serein(e)*, par exemple.

Refaites cet exercice trois fois.

La visualisation va permettre d'ancrer les deux protocoles que vous venez d'effectuer. Elle va permettre à votre subconscient d'intégrer, **comme si c'était vrai**, une attitude positive que vous souhaiteriez avoir. Votre subconscient ne va donc pas faire la différence si cette situation est réelle ou non. Pensez au fait que lorsque vous regardez un film d'horreur à la télévision ou au cinéma et que vous avez peur. Ce n'est pas logique d'avoir peur, car il s'agit d'un écran, d'acteurs et d'effets spéciaux. Vous ne devriez pas avoir peur, cependant vous avez peur. Car votre subconscient ne fait pas la différence entre le virtuel et le réel.

Et c'est grâce à cette capacité à ne pas faire la différence entre la réalité et le virtuel que vous allez programmer votre subconscient avec une **émotion positive.**

Imaginez-vous alors dans cette situation professionnelle exactement comme vous aimeriez réagir dans les mêmes conditions. Cependant vous allez prendre le recul nécessaire afin de ne plus être touché(e) par les émotions qui vous envahissaient. Alors imaginez-vous distant(e), indifférent(e), serein(e) face à cette même situation.

Après quelques instants, ressentez les bienfaits de cette visualisation et analysez-vous à nouveau. Le stress est-il toujours présent ?

Si ce n'est pas le cas, parfait ! Votre stress a pu être diminué voir annulé rapidement. Cependant si vous ressentez encore un stress en y pensant ou ressentez une émotion quelconque, continuez à utilisez les protocoles en utilisant une autre formule thérapeutique jusqu'à être totalement serein(e) détaché(e) de cette situation professionnelle.

Définissez alors ce qui vous stresse. Par exemple, si vous devez rendre un travail dans un délai très court, vous pourriez utiliser cette formule :

PREMIER PROTOCOLE

Plus(+) j'ai peur de ne pas rendre ce travail à temps
et plus je me concentre et trouve des solutions
et plus je me concentre et trouve des solutions
moins j'ai peur de rendre ce travail à temps
et moins j'ai peur de rendre ce travail à temps
plus je me concentre et trouve des solutions
pour être totalement concentré et confiant et rendre ce travail à temps

Répétez cette formule trois fois.

DEUXIÈME PROTOCOLE

Pour le MOUVEMENT OCULAIRE, vous pouvez très bien choisir ces deux derniers mot : concentré et confiant que vous répéterez chacun trois fois.

TROISIÈME PROTOCOLE

Imaginez-vous confiant(e) et serein(e) entrain de terminer votre travail. Imaginez également les félicitations de vos supérieurs et la fierté que ces compliments engendreront en vous.

Osez imaginer !

Évaluez à nouveau votre état de stress, s'est-il estompé ? Si c'est le cas, parfait vous pouvez vous mettre au travail.

Si ce n'est pas le cas, ceci indique que vous avez une autre préoccupation, un autre souci qui vous empêche de terminer ce travail.

Prenons un autre exemple : vous renvoyez toujours au lendemain une tâche qui pourtant peut paraître simple et rapide à faire.

PREMIER PROTOCOLE

Moins j'ai envie de faire cette tâche
et plus je trouve de la motivation et du plaisir à la terminer
et plus je trouve de la motivation et du plaisir à la terminer
moins je trouve cette tâche ennuyeuse
et moins je trouve cette tâche ennuyeuse
plus je trouve de la motivation et du plaisir à la terminer
afin de la terminer le plus rapidement possible pour retrouver
calme et sérénité en moi

Répétez cette formule trois fois.

DEUXIÈME PROTOCOLE

Utilisez le terme *plaisir* et *motivation* qui vous permettront de bien ancrer en vous ces deux mots afin de vous aider très rapidement à terminer cette tâche.

TROISIÈME PROTOCOLE

Fermez les yeux quelques secondes et imaginez-vous terminer avec plaisir et motivation cette tâche. Osez vous imaginer heureux et confiant. Répétez autant de fois que nécessaire cette visualisation.

Une fois cette visualisation accomplie, quel est votre état émotionnel dès à présent ? Libéré(e) de cette tension qui vous clouait au sol ? Parfait ! Alors foncez !

Si ce n'est pas le cas, est-ce peut-être une autre peur qui envenime vos émotions ? Arrivez-vous à la définir ? A la ressentir ? Se greffe-t-elle sur votre corps ? Mal de dos ? Mal de ventre ? Est-ce encore une émotion ? Ou encore une peur ? Est-ce la peur de vous faire gronder ? D'être jugé sur votre travail ?

Si ce n'est toujours pas le cas, continuez jusqu'à abolition totale de ce stress en utilisant autant de formules thérapeutiques que nécessaires afin de vous sentir heureux/heureuse et libre.

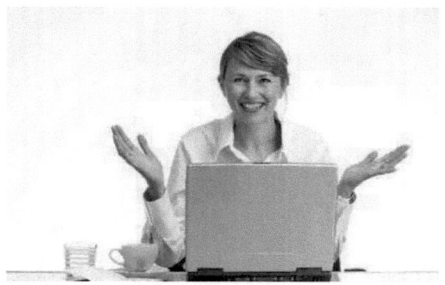

[15] Image © Franz Pfluegl Fotolia.com

Le harcèlement moral ou sexuel

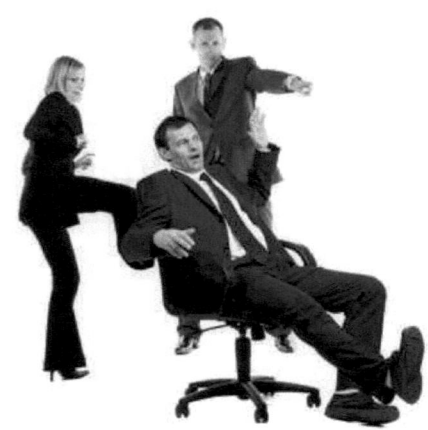

Le harcèlement : Une attitude malheureusement bien réelle

Le harcèlement moral ainsi que le harcèlement sexuel sont malheureusement les formes les plus connues des violences exercées au sein de l'entreprise. Elles se manifestent par des agressions verbales, des intimidations, de l'indifférence, des insultes et peuvent aller jusqu'à des agressions physiques.

Ces procédés hostiles peuvent gravement affecter la santé des employés et avoir des répercussions importantes sur leur santé autant physique que psychologique.

On parle de harcèlement moral ou psychologique lorsqu'il y a :

- Brimades, insultes
- Propos insultants et dénigrants
- Réflexions désobligeantes quotidiennes
- Reproches et réflexions désobligeantes adressés au salarié, en particulier devant des collègues ou des clients
- Surveillance constante

Un employé doit savoir qu'il a des droits et ne devra jamais accepter de subir une quelconque intimidation de la part d'un collègue ou d'un supérieur. Mais bien que la loi protège les employés contre ce type d'agissement, les personnes utilisant cette méthode barbare et primitive, se gardent bien d'avoir des témoins et se regroupent en meute afin d'encercler leurs proies et l'affaiblir.

---

[16] Image © Chlorophylle Fotolia.com

L'employé qui subit de tels agissements se trouve alors dans un état d'impuissance et de faiblesse, bien utiles à son bourreau, et ne peut réagir.

Voici quelques exemples qui pourront permettre à la personne subissant un harcèlement moral de résister jusqu'à ce que la situation professionnelle soit résolue. Ces protocoles ne résoudront malheureusement pas le climat tendu et stressant de cette situation, mais permettront de mieux la supporter, jusqu'à ce qu'une solution humaine à l'intérieur de l'entreprise puisse être trouvée grâce, généralement, à un médiateur.

Comment y remédier ?

Voici un exemple de formule thérapeutique qui pourra être utilisée dans un cas tel que celui-ci.

PREMIER PROTOCOLE

Plus(+) je me sens stressé et oppressé devant cette situation
et plus je prends du recul
et plus je prends du recul
moins je me sens stressé et oppressé
et moins je me sens stressé et oppressé
plus je prends du recul
pour me sentir totalement calme et confiant devant cette situation.

Répétez cette formule trois fois.

DEUXIÈME PROTOCOLE

Procédez ensuite avec le protocole du MOUVEMENT OCULAIRE, en choisissant par exemple, le mot *détendu(e)*.

Répétez ces MOUVEMENTS OCULAIRES également trois fois.

TROISIÈME PROTOCOLE

Essayez de vous imaginer totalement indifférent(e) face à une situation de harcèlement, comme si elle ne vous touchait pas. Imaginez être très grand et vos collègues et/ou supérieurs très petits.

Répétez autant de fois que nécessaire ce protocole.

Puis prenez quelques secondes de recul et analysez-vous à nouveau et ressentez quel est votre état émotionnel. Vous sentez-vous plus détaché(e) face à cette situation aussi pénible qu'elle puisse être ? Procédez de cette manière autant de fois que nécessaire en utilisant toujours une autre terminologie car votre subconscient a bien pris note de l'émotionnel que vous venez de travailler et a sûrement d'autres émotions à résoudre. Soyez toujours à l'écoute de l'état émotionnel qui est entrain de vous envahir car il vous permettra de trouver la bonne terminologie.

Essayez également ces trois formules :

PREMIER PROTOCOLE

Plus(+) il/elle essaie de me déstabiliser
et plus je me sens confiant(e) et serein(e)
et plus je me sens confiant(e) et serein(e)
moins je me laisse déstabiliser
et moins je me laisse déstabiliser
plus je suis confiant(e) et serein(e)
pour être totalement confiant(e) et serein(e) devant cette situation

Répétez cette formule trois fois.

ou encore

Plus(+) il/elle m'ignore
et plus je me sens confiant(e) et serein(e)
et plus je me sens confiant(e) et serein(e)
et plus j'oublie qu'il/elle m'ignore[17]
et plus j'oublie qu'il/elle m'ignore
et plus je me sens confiant(e) et serein(e) devant cette situation

Répétez cette formule trois fois.

ou encore

Plus(+) ma situation professionnelle semble sans avenir
et plus je me sens confiant(e) dans mes compétences
et plus je me sens confiant(e) dans mes compétences
plus je trouve des solutions pour que ma situation s'améliore
et plus je trouve des solutions pour que ma situation s'améliore
plus je me sens confiant(e) dans mes compétences
afin d'être totalement confiant dans mon futur

Répétez cette formule trois fois.

---

[17] La formule doit changer car on ne peut pas demander à quelqu'un de changer

DEUXIÈME PROTOCOLE

Procédez ensuite au protocole des MOUVEMENTS OCULAIRES afin d'intégrer un mot qui vous permettra d'obtenir l'état que vous désirez avoir : *calme, détendu, recul, zen, détaché*, etc.

Si vous manquez d'imagination, référez-vous à la liste de mots proposés en fin d'ouvrage.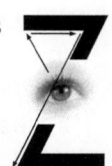

Les MOUVEMENTS OCULAIRES pourront être faits avec le mot zen, par exemple. En dessinant toujours aussi loin que vous pouvez les lettres de ce mot afin d'étirer le plus possible les muscles de vos yeux.

Refaites cet exercice trois fois.

Ressentez maintenant ses bienfaits. Analysez-vous une nouvelle fois. Ressentez-vous à nouveau ce sentiment négatif qui vous envahissait il y a quelques minutes ? Si ce n'est pas le cas, procédez encore une fois à ce protocole afin de bien intégrer ce mot en vous. Si ce n'est pas le cas, voyez quelle autre émotion vous envahit ? Êtes-vous en colère ? Ressentez-vous un sentiment d'injustice ? Ou un sentiment d'abandon ? De rejet peut-être ?

Prenons ce dernier exemple :

PREMIER PROTOCOLE

Plus(+) je me sens rejeté(e)
et plus je me sens calme et confiant(e)
et plus je me sens calme et confiant(e)
moins je me sens rejeté(e)
et moins je me sens rejeté(e)
plus je suis calme et confiant(e)
pour me sentir totalement calme et confiant devant cette situation

DEUXIÈME PROTOCOLE

Continuez ce protocole avec le MOUVEMENT OCULAIRE sur le mot *confiant* par exemple que vous referez trois fois.

Imaginez-vous dans cette même situation confiant(e) et serein(e) malgré le fait que vos collègues vous ignorent. Vous avez également le droit de vous imaginer en de très bonnes relations avec elles ou eux.

Une fois que ces trois protocoles ont été faits, analysez-vous à nouveau. Commencez-vous déjà à en ressentir les bienfaits ?

Si c'est le cas parfait vous avez réussi, si ce n'est pas le cas, prenez à nouveau d'autres émotions qui vous envahissent afin de les annihiler les unes après les autres pour être totalement dans l'état d'esprit dans lequel vous aimeriez être.

Le stress lié aux difficultés familiales

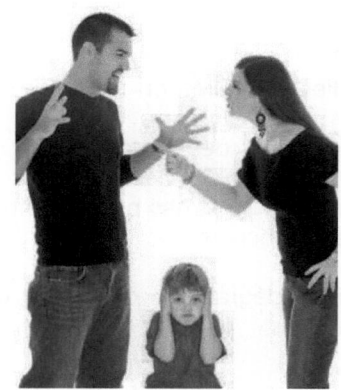

Dans la plupart des couples ou familles, il peut y avoir des tensions et des conflits mais qui se résolvent vite et bien. Le plus important n'est pas le conflit en lui-même mais la manière dont le couple ou la famille le résout.

Manque de communication

Lorsque le couple n'arrive pas à trouver une résolution à son conflit, celui-ci peut dégénérer et provoquer des situations difficilement vivables autant pour le couple que pour les enfants qui sont, dans la majorité des cas, victimes muettes de cette situation.

Les protocoles qui seront proposés ci-dessous permettront de désamorcer une situation qui risquerait de dégénérer. Cependant il peut s'avérer parfois nécessaire pour un couple qui n'arrive plus à communiquer correctement de faire appel à des professionnels qui pourront les aider à résoudre le conflit en question.

Les facteurs de stress dans le milieu familial sont nombreux et variés. En voici quelques exemples :

- Cris et disputes des enfants
- Désaccord et tensions avec les membres de la famille
- Difficulté financière
- Enfant ou partenaire malade
- Enfant(s) difficile(s)
- Incompatibilité d'humeur dans le couple
- Infidélité du/de la partenaire
- Problèmes scolaires des enfants
- Séparation/ divorce

---

[18] Image © Andrea Berger Fotolia.com

Tout comme les autres situations favorisant le stress, ces différents facteurs familiaux qu'ils soient isolés ou cumulés vont déclencher tout un arsenal de symptômes psychologiques ou physiques.

En voici quelques uns :

- Apparition des maladies mentales ou physiques autant chez les parents que chez les enfants
- Apparition ou augmentation des compulsions (tabac, alcool, boulimie, drogues, jeux, etc.)
- Apparition ou augmentation du stress professionnel
- Dépression, irritabilité, angoisses
- Insomnies
- Performances scolaires dégradées chez les enfants, adolescents ou jeunes adultes.

Comment y remédier ?

Les raisons qui font apparaître un conflit au sein d'une famille pourront être trouvées dans la liste des facteurs du stress citée ci-dessus. Nous allons, pour cet exemple, imaginer deux situations très représentatives d'une famille rencontrant quelques problèmes internes.

Commençons comme premier exemple, une dispute entre les enfants qui auraient tendance à faire perdre patience à un ou aux deux parents.

PREMIER PROTOCOLE

Plus(+) mes enfants crient et se disputent
et plus je me sens détaché(e) de leurs problèmes
et plus je me sens détaché(e) de leurs problèmes
moins j'entends leur cris et leurs disputes
et moins j'entends leur cris et leurs disputes
plus je me sens calme et serein(e)
afin de continuer tranquillement et sereinement l'activité
que je suis entrain de faire

Répétez cette formule trois fois

DEUXIÈME PROTOCOLE

Continuez avec le deuxième protocole en utilisant, par exemple, le mot *détaché(e)* et *serein(e)*.

Imaginez juste quelques instants travailler ou vous concentrer tout à fait naturellement et tranquillement au milieu de vos enfants qui se disputent. Imaginez que vous êtes totalement détaché(e) et serein(e) malgré leurs cris. Faites comme s'ils n'étaient pas là, imaginez que leurs cris ne vous appartiennent pas.

Prenons maintenant l'exemple d'une maman qui perd son calme face à un enfant difficile qui ne veut pas faire ses devoirs

Plus(+) je m'énerve quand mon enfant ne veut pas faire ses devoirs
et plus je deviens calme et patient(e)
et plus je deviens calme et patient(e)
et moins je m'énerve
et moins je m'énerve quand il/elle ne veut pas faire ses devoirs
plus je deviens calme et patient(e)
pour être totalement patient(e) et l'aider à faire ses devoirs

Le protocole des MOUVEMENTS OCULAIRES permettra de renforcer la formule thérapeutique. Vous pourrez prendre un ou deux mots afin de retrouver un état de calme. Si vous n'avez pas beaucoup de temps, utilisez le mot 'ZEN' par exemple.

Ce mot est très rapide et efficace à utiliser.

Comme indiqué tout au long de cet ouvrage, il est important de faire des mouvements le plus loin possible afin de bien stimuler les muscles oculaires. Si cela vous procure une gène oculaire, il vous suffira de faire de légers mouvements sans pour autant faire de grands mouvements avec les yeux.

La visualisation permettra également de renforcer votre calme devant cette situation. Imaginez-vous entrain de faire les devoirs avec votre enfant, de lui expliquer calmement ce qu'il ne comprend pas.

L'enfant est une éponge des parents. Lorsque les parents, ou l'un d'entre eux, sont nerveux, l'enfant le ressent immédiatement et agit en conséquence.

Un univers calme et serein dans une famille sera un repère sécurisant pour l'enfant.

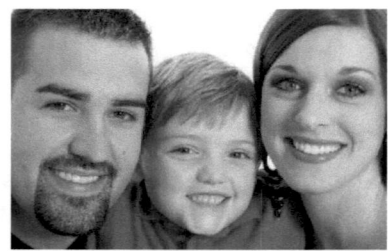

[19] Image © Andrea Berger Fotolia.com

Le Stress au volant

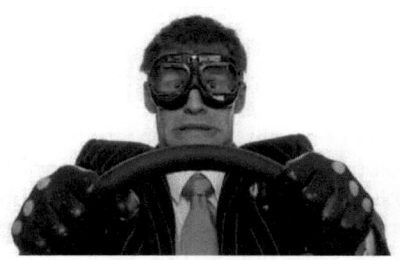

Au volant, restons zen !

Au volant, les facteurs qui génèrent du stress sont nombreux : trafic important, embouteillages, accidents, feux rouges interminables, chauffards, etc.

Ce stress externe provoque des tensions autant physiques que psychologique et peuvent déconcentrer l'automobiliste et provoquer des accidents.

Ce protocole permettra une fois de plus, de relativiser, de se calmer et éviter ainsi un accident.

> Cependant et afin d'être totalement concentré sur votre conduite, ne faites ni de formules thérapeutiques et encore moins de mouvements oculaires en conduisant, **attendez d'être arrêté pour le faire**.

Comment y remédier ?

Afin de rester zen au volant, analysez votre état d'esprit. Êtes-vous impatient ? Pressé ? Ressentez-vous une peur de rester bloqué(e) quelque part ? Énervé(e) de l'attitude des autres automobilistes ? Fatigué(e) de conduire ?

Les émotions et/ou sentiments sont tout aussi variés que nombreux. Définissez bien le vôtre. Prenons dans cet exemple le sentiment d'être énervé(e) en voiture, état émotionnel qui risque fort de provoquer un accident.

---

[20] Image © RTimages Fotolia.com

Ensuite vous allez définir comment vous aimeriez réagir face à cette même situation car les autres automobilistes ne changent malheureusement pas d'attitude et la longueur de votre trajet sera toujours la même.

Voici un exemple de formule thérapeutique.

PREMIER PROTOCOLE

Plus(+) je me sens nerveux/nerveuse en conduisant
et plus je deviens calme et détendu(e)
et plus je deviens calme et détendu(e)
moins je me sens nerveux/nerveuse en conduisant
et moins je me sens nerveux/nerveuse en conduisant
plus je deviens calme et détendu(e) en conduisant
afin d'être bien attentif/tive sur mon trajet

Répétez cette formule trois fois.

DEUXIÈME PROTOCOLE

Procédez maintenant aux mouvements oculaires en étant **à l'arrêt**.

Cette recommandation mise à part, voici les exercices de mouvements oculaires que vous pourrez alors exécuter :

Patient puis *calme* puis *détendu*.

TROISIÈME PROTOCOLE

Si le temps vous le permet (arrêt à un feu rouge par exemple) utilisez le mode visualisation tout en ayant les yeux ouverts car ce protocole ne vous prendra pas plus que dix secondes. Imaginez-vous conduire calmement et d'une manière détendue et souriante malgré le trafic, les embouteillages, etc.

Une fois que vous aurez accompli ces procédures, analysez votre état d'esprit. Vous sentez-vous plus calme ? Si oui, tant mieux, continuez à conduire calmement. Si ce n'est pas le cas, choisissez un autre adjectif qui pourrait correspondre à votre état émotionnel ? Stressé ? Impatient ? etc. et refaites les deux exercices de la formule thérapeutique et des MOUVEMENTS OCULAIRES.

N'hésitez pas à utiliser ces protocoles la veille au soir ou le matin lors de votre petit-déjeuner.

Ces protocoles seront utiles autant pour un trajet plus court pour aller vers votre lieu de travail par exemple que pour un long trajet, pour aller en vacances ou des déplacements professionnels par exemple.

Imaginez-vous conduire sereinement et calmement. Vous pouvez même imaginer une situation difficile avec des embouteillages ou la nervosité d'autres automobilistes, et imaginez-vous totalement calme et détendu(e) face à cette situation.

Vous verrez, c'est réellement efficace. Rappelez-vous des sportifs qui se préparaient à une compétition sportive et qui avaient vu leur masse musculaire augmenter. Votre esprit préparera les bonnes hormones et les bonnes réactions afin de vous faire passer un voyage agréable.

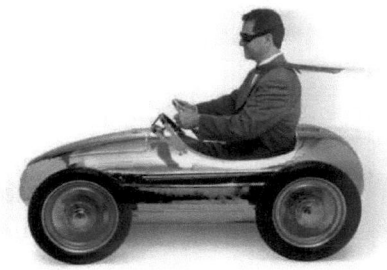

---
21 Image © James Steidl Fotolia.com

Le stress scolaire

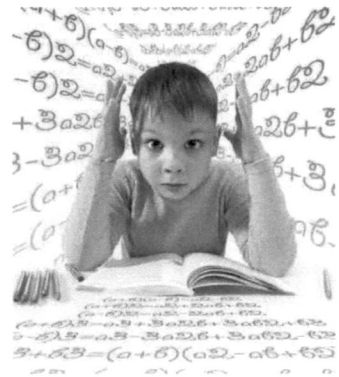

L'école, un lieu d'enjeux

L'école n'est pas neutre. C'est un lieu d'enjeux importants pour l'enfant : socialisation, réussite scolaire, perspectives d'avenir, etc.

Voici quelques exemples de facteurs de stress scolaire :

Pour les enfants

- Compétition avec ses camarades
- Consignes que l'enfant ne comprend pas
- Crainte liées à une évaluation
- Difficulté familiale qui empêche l'enfant de faire ses devoirs, donc d'apprendre.
- Myopie ou problèmes oculaires non détectés qui empêchent l'enfant de lire correctement au tableau
- Passage au tableau
- Peur de l'humiliation des mauvaises notes face aux camarades
- Peur de la punition
- Remarques désobligeantes de l'enseignant

Pour les adolescents ou jeunes adultes universitaires

- Peur de l'échec à un examen
- Difficulté à comprendre les enseignements

---

[22] Andrey Armyagov © Fotolia.com

- Difficultés à intégrer les branches scolaires
- Surcharge de travail
- Manque de motivation

Pour les adultes qui doivent reprendre des études ou qui doivent suivre des stages professionnels

- Peur de ne pas y arriver
- Surcharge de travail
- Difficulté de mémorisation
- Manque de motivation
- Peur d'être ridicule en cas d'échec

Privilégier le bon apprentissage

Tant que le stress est soutenable, l'élève ou l'étudiant développe des stratégies d'adaptation et apprend ses leçons avec des techniques qui lui sont propres : apprend par cœur ou utilise un système mnémotechnique (par exemple, toujours à toujours un s). Son stress est alors positif.

Un enfant qui se sent menacé, en danger ou qui vit des émotions négatives ne peut pas apprendre. Par contre, l'enfant qui se sent en sécurité et ressent des émotions positives, possède toutes les conditions pour être réceptif et intégrer de nouveaux apprentissages.

Dans le cas contraire, une peur quelconque peut provoquer des résultats inverses. Tétanisé par la peur, l'enfant, l'adolescent ou le jeune adulte n'intègre pas ce qu'il est entrain d'entendre ou de lire, bloque ses facultés cognitives et se ferme à tout apprentissage. Il peut également avoir tendance à être malade plus souvent, se plaindre de maux de ventre ou de tête au moment de partir pour l'école. Il peut avoir un sommeil plus agité, faire des cauchemars, présenter des problèmes d'appétit. Sa concentration sera souvent affaiblie par la fatigue et la peur.

Les protocoles proposés, permettront à l'élève ou à l'étudiant de se défocaliser des problèmes qu'il rencontre et de permuter une peur en force. Plus (+) une situation sera difficile à vivre et plus (+) la situation se résoudra facilement.

En ce qui concerne la mémoire, je vais ouvrir une parenthèse afin de vous donner quelques trucs et astuces qui vous seront utiles lors d'un apprentissage : tout apprentissage se doit d'être ludique et motivé par une nécessité de devoir utiliser ce que vous êtes entrain d'apprendre dans un futur proche.

---

[23] Image © Dmitriy Melnikov Fotolia.com

Prenons l'exemple suivant. Vous venez suivre un cours particulier dans lequel un professeur vous enseigne comment dans une ville que vous ne connaissez pas, vous devez vous rendre d'un côté à l'autre de cette ville. Le lendemain de cet enseignement vous allez vous souvenir que de 20% de ce que vous avez appris.

Reprenons ce même exemple mais, à la différence que vous vous trouvez dans cette même ville que vous ne connaissez pas et vous devez vous rendre d'un point à l'autre. A ce moment précis, ce même professeur en question vous indique le chemin, et là, vous allez vous souvenir que de 90% de ce qui vous a été enseigné, **parce que vous en avez besoin.**

Et c'est là, l'importance d'un apprentissage. Lorsque vous apprenez un quelconque enseignement, utilisez le protocole de la visualisation, c'est-à-dire imaginez-vous entrain d'utiliser ce qui est entrain de vous être enseigné. Surtout, imaginez-vous dans les meilleures conditions possibles, n'ayez pas peur d'exagérer dans le sens positif.

Imaginez-vous parler couramment anglais, ou imaginez-vous utiliser ce que vous avez appris dans un lieu approprié tout en vous visualisant confiant et sûr de vous. Votre subconscient ne vous en sera que reconnaissant.

Pour terminer cette parenthèse sur l'apprentissage utilisez vos cinq sens : vue (en lisant), ouïe (en vous écoutant parler ou en écoutant les autres parler du sujet), kinesthésique (en écrivant), odorat (si vous apprenez les parfums ou les vins par exemple), goût (si vous apprenez les mets, vins, etc.)

Voilà parenthèse fermée voyons comment remédier au stress face à un apprentissage.

Comment y remédier ?

Définissez l'état dans lequel vous vous trouvez. Êtes-vous anxieux face aux études ? Avez-vous peur de l'échec ? Avez-vous peur de ne pas vous souvenir de ce que vous allez apprendre ? Avez-vous peur d'être en échec face à vos collègues ? Sentez-vous votre mémoire vous lâcher ?

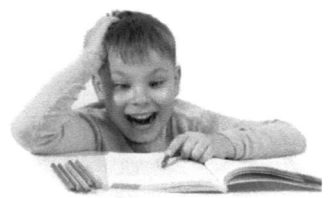

---

[24] Andrey Armyagov © Fotolia.com

Définissez l'état dans lequel vous vous trouvez. Prenons l'exemple de la sensation de *Peur* par exemple, peur de ne pas être à la hauteur.

PREMIER PROTOCOLE

Plus(+) j'ai peur de ne pas être à la hauteur
et plus je suis confiant(e) dans mes capacités
et plus je suis confiant(e) dans mes capacités
et moins j'ai peur de ne pas être à la hauteur
et moins j'ai peur de ne pas être à la hauteur
plus je suis confiant(e) dans mes capacités
pour être tout à fait capable d'effectuer cette tâche

Répétez cette formule trois fois.

DEUXIÈME PROTOCOLE

Enchaînez ensuite avec les MOUVEMENTS OCULAIRES en prenant, par exemple, le mot *Confiant(e)*.

TROISIÈME PROTOCOLE

Terminez par la visualisation en vous imaginant être tout à fait confiant(e) autant devant un examen oral qu'un examen écrit. N'hésitez pas à exagérer la situation, imaginez-vous recevoir le premier prix, les félicitations de vos professeurs, etc. Plus (+) vous en ferez et mieux cela sera. **Il n'y a pas de mal à se valoriser**, bien au contraire.

Si vous ressentez qu'un professeur risque d'être pointilleux à un examen oral, imaginez-vous trouver immédiatement les réponses, voyez-vous confiant(e) et serein(e) face à lui et souriez !

Après avoir accompli ces trois protocoles, quel est votre sentiment ? Ressentez-vous encore une quelconque émotion qui vous bloquerait dans votre apprentissage ? Peur de ne pas avoir assez de mémoire ?

Avez-vous peur de ne pas avoir assez de mémoire ?

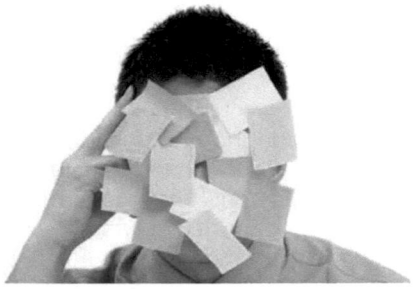

Voici ce qui va vous aider.

Comment y remédier ?

PREMIER PROTOCOLE

Plus(+) j'ai peur de ne pas avoir assez de mémoire
et plus ma mémoire se développe
et plus ma mémoire se développe
moins j'ai peur de ne pas avoir assez de mémoire
et moins j'ai peur de ne pas avoir assez de mémoire
plus ma mémoire se développe
pour me permettre de me souvenir facilement et avec plaisir
de tout ce que j'apprends

Répétez cette formule trois fois.

DEUXIÈME PROTOCOLE

Pour le MOUVEMENT OCULAIRE pourquoi ne pas utiliser le mot *mémoire* ? Ce n'est pas un adjectif mais peu importe il peut être également utilisé tout aussi efficacement.

Répétez cet exercice trois fois.

---

[25] Image © Szabolcs Szekeres Fotolia.com

Continuez à vous imaginer répondant immédiatement aux questions qui vous sont faites autant oralement qu'à l'écrit. Imaginez-vous confiant(e) et heureux/heureuse de passer cet examen.

Tout comme pour les autres états émotionnels que nous venons de voir dans ce chapitre, répétez aussi souvent que nécessaire ces formules.

N'oubliez pas que c'est en forgeant qu'on devient forgeron et utilisez ces protocoles autant de fois que désiré **sans modération** car il n'y a aucune contre-indication à se faire du bien pour la bonne cause.

Continuez ainsi jusqu'à obtenir la confiance totale dont vous avez besoin pour réussir votre scolarité.

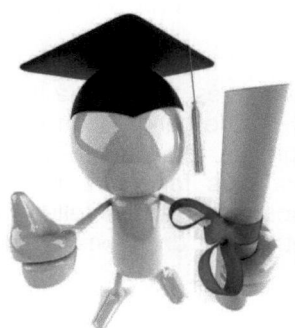

---

[26] Images © Julien Tromeur Fotolia.com

Le stress sportif

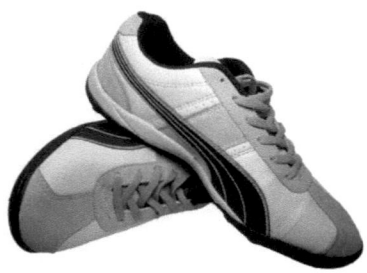

Comme il a déjà été fait mention dans cet ouvrage, les sportifs sont les premiers utilisateurs de cette méthode qui s'avère d'une efficacité redoutable lorsqu'elle est faite correctement. Car il ne suffit pas de simplement s'imaginer obtenir des bons résultats, il faut y croire fermement et répéter ces protocoles aussi souvent que nécessaire..... et bien entendu s'entraîner. Tout champion du monde ne s'y est pas pris la veille de la compétition.

La préparation mentale

Les trois protocoles proposés viseront à préparer le sportif, qu'il soit amateur ou professionnel, à une compétition sportive. Ils lui permettront de lever les freins psychologiques tels que la peur d'échouer, les croyances limitantes (les autres sont plus forts que moi) et ainsi lui permettre de mobiliser toutes ses ressources internes telles que la confiance en soi, la motivation à s'entraîner et garder une bonne concentration, impérative pour tout type de sport.

Comment y remédier ?

Prenons l'exemple du manque de motivation.

PREMIER PROTOCOLE

Plus(+) je manque de motivation pour aller m'entraîner
et plus je trouve en moi le plaisir et la motivation pour y aller
et plus je trouve en moi le plaisir et la motivation pour m'entraîner
et moins je manque de motivation
et moins je manque de motivation
et plus je trouve en moi le plaisir et la motivation pour m'entraîner
afin d'être bien préparé à affronter mes adversaires et gagner la compétition

Répétez cette formule trois fois.

---

[27] Image © Tatjana Gupalo Fotolia.com

DEUXIÈME PROTOCOLE

Utilisez le mot *Motivation* qui permettra d'ancrer ce mot important pour un entraînement.

Répétez CES MOUVEMENTS OCULAIRES trois fois et terminez par le protocole de la visualisation.

TROISIÈME PROTOCOLE

S'entraîner à la visualisation mentale est un objectif essentiel à la préparation physique afin de mémoriser l'enchaînement et améliorer ainsi le mouvement désiré (saut, parcours de ski, tir à l'arc, etc.)

Terminez la visualisation en vous imaginant être sur la première marche du podium ou en recevant le 1er prix.

Après avoir fait ces trois protocoles, quel est votre état émotionnel ? Vous sentez-vous d'attaque pour vous entrainer ? Parfait ! Allez-y. Si l'envie n'est pas encore là, analysez votre état émotionnel. Vous sentez-vous fatigué ? Avez-vous de la difficulté à vous mettre en mouvement ? Avez-vous peur d'échouer ?

Prenons l'exemple de la fatigue tout en répétant qu'un état émotionnel est peut-être une conséquence à un état physique. Si vous manquez d'énergie, c'est peut-être parce que votre organisme n'a pas assez de vitamines, ou d'oligos éléments, ou de protéines ? Faites-vous faire un bilan sanguin par votre médecin si vous sentez que votre fatigue n'est pas due à une raison valable.

Gardons néanmoins l'exemple de l'état de fatigue et trouvons-lui un état contraire positif..... Force !

PREMIER PROTOCOLE

Plus(+) je me sens fatigué(e)
et plus je retrouve mes forces
et plus je retrouve mes forces
moins je me sens fatigué
et moins je me sens fatigué
plus je retrouve mes forces
afin d'aller m'entraîner avec plaisir et enthousiasme

Répétez cette formule trois fois.

DEUXIÈME PROTOCOLE

Procédez maintenant au protocole du MOUVEMENT OCULAIRE avec le mot *Force*.

Répétez cet exercice trois fois.

TROISIÈME PROTOCOLE

Prenez maintenant une minute, en vous imaginant pratiquer votre sport. N'hésitez pas à vous imaginer super performant ceci n'a aucune contre-indications lorsque ceci est fait dans un contexte positif. Si vous avez projeté d'aller faire de la gym, imaginez-vous soulever encore plus de poids que vous ne le faites normalement. Si vous aviez prévu d'aller courir, imaginez-vous souriant, courir aussi vite que le champion du monde des cent mètres.

Quel est votre état émotionnel suite à ces trois protocoles. Avez-vous déjà chaussé vos basquets ? Ou ressentez-vous encore une peur d'échouer ?

PREMIER PROTOCOLE

Plus(+) j'ai peur d'échouer
et plus je suis confiant de mes capacités
et plus je suis confiant de mes capacités
moins j'ai peur d'échouer
et moins j'ai peur d'échouer
plus je suis confiant dans mes capacités
pour retrouver la confiance et le plaisir à pratiquer mon sport

Répétez cette formule trois fois.

DEUXIÈME PROTOCOLE

Continuez avec le protocole des MOUVEMENTS OCULAIRES avec le mot *Confiance* par exemple et répétez trois fois cet exercice.

TROISIÈME PROTOCOLE

Pour terminer, faites une visualisation, mais toujours avec la notion de plaisir. Imaginez-vous heureux de pratiquer votre sport, imaginez-vous entrain de sourire et de profiter de tous les bienfaits que cette activité vous procure : perte de poids, musculature mieux dessinée, énergie retrouvée, etc.

100% des gagnants ont visualisé leur trophée.

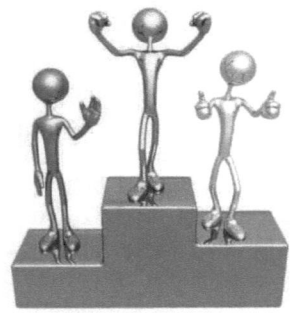

Durant la compétition sportive

Prenons maintenant l'exemple que vous êtes sur le point de faire une compétition sportive et vous avez un ressenti de peur ou de faiblesse face à un adversaire. Vous allez pouvoir choisir un mot comme *Énergie*, *Force*, *Réussite* par exemple.

Comment y remédier ?

Prenons l'exemple suivant :

PREMIER PROTOCOLE

> Plus(+) j'ai peur d'affronter mon/mes adversaire(s)
> et plus je me sens plein(e) d'énergie et de force
> et plus je me sens plein(e) d'énergie et de force
> moins j'ai peur d'affronter mon/mes adversaire(s)
> et moins j'ai peur d'affronter mon/mes adversaire(s)
> plus je me sens plein(e) d'énergie et de force
> pour gagner cette compétition dans la force et énergie

Répétez cette formule trois fois.

DEUXIÈME PROTOCOLE

Choisissez maintenant un ou deux, voir plusieurs mots à écrire avec vos yeux. Dans cet exemple les mots comme Énergie, Force, Réussite pourront être choisis.

---

[28] Image © Scott Maxwell Fotolia.com

Procédez toujours en regardant le plus loin possible (tout en restant dans les limites du raisonnable).

Répétez également trois fois chaque mot.

TROISIÈME PROTOCOLE

Imaginez-vous gagner face à votre adversaire. Imaginez-vous être très grand et lui tout petit. N'hésitez pas à exagérer votre imagination ceci ne vous donnera que plus de force et de courage.

A visualiser sans modération.

Conséquences du stress chronique

- La dépression
- Les compulsions et dépendances
- Les insomnies

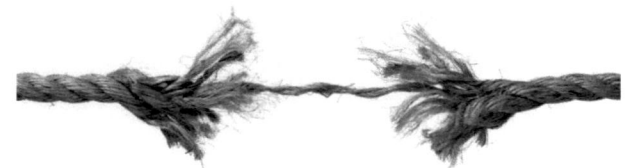

[29] Image © Gino Santa Maria Fotolia.com

Nous venons de voir les facteurs ou les causes qui favorisent le stress, voyons maintenant quelles sont les conséquences d'un stress chronique mal géré.

La dépression

La dépression est une maladie très répandue dont les conséquences sur la vie sociale, professionnelle et affective peuvent être importantes. Seul un médecin psychiatre pourra faire un diagnostic afin de savoir si une personne est dépressive ou non, par conséquent ne pas faire d'auto-diagnostic. Attention cependant à ne pas confondre la dépression avec une tristesse réactionnelle et passagère qui fait suite à un événement douloureux (après un deuil par exemple).

Les protocoles proposés dans cet ouvrage devront être uniquement utilisés par des personnes sujettes à un mal-être passager, à des blocages émotionnels ou à une tristesse suite à un événement difficile et non par une personne souffrant de dépression et ceci pour la raison suivante : une personne souffrant de dépression sera dans l'incapacité d'utiliser ces protocoles seule et le risque de voir ses symptômes empirer est important. Cet échec pourrait être perçu comme irréversible et risquera de la plonger dans un abattement de non-retour.

Une personne souffrant de dépression devra donc se diriger vers des professionnels de santé qui sauront l'aiguiller vers sa guérison.

Les compulsions et dépendances

Pourquoi un individu s'adonne-t-il à une compulsion plutôt qu'à une autre ?

Ceci reste un mystère. Le schéma comportemental parental peut certaines fois jouer un rôle important, mais pas toujours. Des parents fumeurs peuvent avoir des enfants fumeurs mais, certaines fois, des parents ne souffrant d'aucunes addictions particulières peuvent avoir des enfants qui se droguent et s'enivrent.

Il serait plus judicieux d'incriminer l'environnement proche du compulsif 'débutant'. L'adolescence n'est-elle pas le premier moment où l'adulte en herbe doit s'affirmer, s'imposer dans un monde qui n'est pas encore le sien, pour faire partie d'un clan ou d'un groupe ?

---

[30] Image © Danijelm Istockphoto.com

La substance ou le comportement compulsif : est-ce un choix arbitraire ?

Quelque soit la compulsion, elle permet à l'individu d'oublier ou de fuir pour un instant son présent, que cela soit dans le contexte personnel, privé ou professionnel.

« *Lorsque je n'en peux vraiment plus, je sors fumer une cigarette*» m'a dit un jour une patiente. Ces quelques minutes lui permettent de se déconnecter du monde réel et de reprendre pied.

Un individu peut, bien entendu, s'adonner à plusieurs dépendances afin de combler différents manques. Il peut fumer, s'enivrer, se droguer et avoir, en plus, un comportement addictif aux jeux de hasard par exemple. Plus un individu à besoin de stimulus, plus son mal-être est important. Cependant certaines addictions seront plus 'abordables' ou plus 'grisantes' que d'autres.

L'ALCOOL

C'est bien connu l'alcool désinhibe et permet à un individu introverti de pouvoir s'affirmer à sa manière.

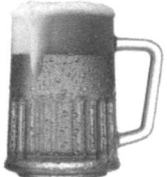

Il peut cependant devenir totalement irresponsable en conduisant une voiture ou en manipulant un appareillage professionnel où la maîtrise est de rigueur. Il est à noter qu'un accident mortel de la circulation sur trois est du à l'alcool[32].

LE TABAC

Il donne quant à lui, l'illusion d'être plus fort, de faire partie d'un clan, de se cacher derrière un masque de fumée, de déstresser pour certains, de mieux penser pour d'autres. Il y a autant de raisons de fumer que de fumeurs.

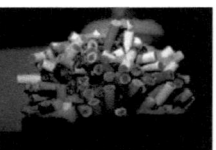

LES DROGUES

Qu'elles soient licites (médicaments prescrits) ou illicites (héroïne, cannabis, cocaïne, extasy, LSD, etc.) elles permettent à l'individu consommateur d'obtenir un ticket sens unique vers le paradis artificiel. L'atterrissage, quant à lui, se fait en chute libre et le résultat est assez périlleux voir totalement catastrophique. Les

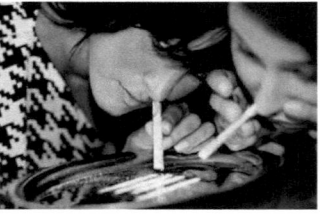

substances nécessaires à l'organisme n'étant plus produites par celui-ci mais apportées de l'extérieur, le dépendant/compulsif deviendra très vite accros à

---

[31] Image © Okea Fotolia.com
[32] http://www2.securiteroutiere.gouv.fr et http://www.bag.admin.ch/themen/drogen
[33] Image © Jon Faulknor Istockphoto.com
[34] Image © Mlenny Photography IStock photo.com

ces substances apportées de l'extérieur, afin[35] de pouvoir retrouver les sensations qu'il a ressenties.

LE JEU COMPULSIF

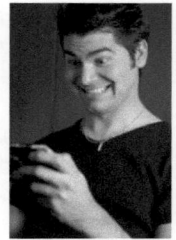

Le joueur compulsif peut s'adonner à un ou à plusieurs jeux de hasard (loteries, cartes à gratter, jeux sur ordinateurs ou Gameboy, courses de chevaux, machines à sous, jeux de cartes, etc.) où la victoire joue toujours un rôle d'excitant.

La montée d'adrénaline sécrétée par l'organisme lors de l'attente du résultat (situation de stress) ou lors du combat (cyber jeux) est la sensation recherchée.

LES COMPULSIONS ALIMENTAIRES

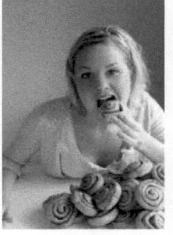

Elles se caractérisent par des périodes de pulsions incontrôlables vis-à-vis de la nourriture, suivies d'une réaction déclenchée par la peur de grossir, à l'origine de diverses pratiques néfastes : vomissements et/ou diurétiques mettant à mal un organisme déjà affaibli par des régimes inadéquats.

Les personnes souffrant de ce trouble alimentaire parlent de 'remplir un vide' et durant ces moments de gavage la personne dit tout oublier comme si ses problèmes n'existaient plus.

LA DEPENDANCE AFFECTIVE

Un environnement familial déficient peut être à l'origine d'une dépendance affective. L'individu n'ayant pas eu de repères adaptés durant son enfance qui auraient permis de façonner son identité et obtenir une confiance et une estime de lui-même, peut engendrer un phénomène de dépendance affective à l'âge adulte. Cette dépendance permet alors à l'individu de combler un vide intérieur.

Le dépendant affectif en manque d'identité déviera rapidement ses propres besoins affectifs vers l'autre, ceci afin d'éviter d'être seul et de souffrir de ce manque et par ce fait, se pliera au moindre désir de l'autre. Cela peut même aller jusqu'à devenir victime de manipulation et accepter l'inacceptable.

---

[35] Image © Rar Fotolia.com
[36] Image © Cinnamon bun Istockphoto.com
[37] Image ©Whisper to me your desire, Istockphoto.com

Comment y remédier ?

Le tabac

En tant que thérapeute pratiquant l'hypnose protocolaire depuis plusieurs années, je sais pertinemment que la problématique qui engendre une compulsion n'est pas si simple que ça. Il ne suffit pas toujours de se dire « *J'arrête tout et tout va bien se passer.* » Dans la plupart des cas un travail thérapeutique accompagné par un thérapeute s'avèrera nécessaire. Cependant les protocoles proposés ci-après permettront de diminuer le stress engendré par une situation qui provoque, justement, la compulsion incriminée. Prenons l'exemple du tabac qui est une problématique largement demandée en thérapie.

Si une envie irrépressible de fumer venait à vous voilà comment y remédier :

PREMIER PROTOCOLE

Plus(+) j'ai envie de fumer
et plus cette envie disparait
et plus cette envie disparait
moins j'ai envie de fumer
et moins j'ai envie de fumer
plus cette envie disparait rapidement
pour me permettre d'être totalement calme et serein(e)

Répétez cette formule trois fois.

DEUXIÈME PROTOCOLE

Poursuivre avec trois MOUVEMENTS OCULAIRES avec le mot *serein(e)* par exemple.

Répétez ces mouvements trois fois.

TROISIÈME PROTOCOLE

Imaginez-vous maintenant avoir une activité plaisante, en étant totalement libre, heureux de vivre sans cigarettes. La notion de plaisir est très importante dans ce contexte.

Ressentez maintenant ses bienfaits et analysez-vous à nouveau. Cette pulsion tabagique est-elle partie ? Si c'est le cas, parfait ! Si ce n'est pas le cas continuez avec une émotion qui vous envahit au moment où vous avez besoin de faire une pause cigarette par exemple.

PREMIER PROTOCOLE

Plus(+) j'ai envie de faire une pause cigarette
et plus je me sens libéré(e) de cette envie
et plus je me sens libéré(e) de cette envie
moins j'ai envie de faire une pause cigarette
et moins j'ai envie de faire une pause cigarette
plus je me sens libéré(e) de cette envie
afin de mériter une bonne pause bienfaitrice

Répétez cette formule trois fois

DEUXIÈME PROTOCOLE

Utilisez le protocole des MOUVEMENTS OCULAIRES avec les mots *Air pur* et imaginez cet air pur qui entre dans vos poumons, air qui purifie et qui les nettoie, cet air qui apporte toute l'énergie dont vous avez besoin ce qui est, en vérité, le rôle de l'oxygène.

TROISIÈME PROTOCOLE

Imaginez-vous dès à présent plein(e) d'énergie, heureux/heureuse de vivre libre sans dépendance.

Quel est le sentiment ressenti après avoir accompli ces protocoles ? Si le résultat est positif, parfait ! Si ce n'est pas le cas, analysez-vous à nouveau et voyez quelle est l'émotion ressentie. Stress ? Impatience ? Peur ?

Prenons ce dernier exemple qui est le besoin de fumer une cigarette avant d'accomplir une tâche monotone ou difficile.

PREMIER PROTOCOLE

Plus(+) j'ai peur d'accomplir cette tâche
et plus je trouve des solutions
et plus je trouve des solutions
et moins j'ai peur d'accomplir cette tâche
et moins j'ai peur d'accomplir cette tâche
plus je trouve des solutions
afin de me sentir totalement confiant(e) et rassuré(e)

DEUXIÈME PROTOCOLE

Continuez avec un MOUVEMENT OCULAIRE sur le mot *Solutions* par exemple.

Refaites cet exercice trois fois.

TROISIÈME PROTOCOLE

Fermez les yeux et imaginez-vous travailler totalement serein(e) et confiant(e) sur le projet que vous êtes entrain de faire. N'hésitez pas à exagérer si besoin est. Imaginez-vous recevoir les félicitations de vos supérieurs pour le travail accompli, les félicitations de vos collègues, etc.

Compulsion alimentaire

Si la solitude vous pousse à dévaliser le frigo, procédez comme suit :

Comment y remédier ?

PREMIER PROTOCOLE

Plus(+) je me sens seul(e)
et plus je trouve une occupation agréable
et plus je trouve une occupation agréable
moins je me sens seul(e)
et moins je me sens seul(e)
plus je trouve une occupation agréable qui me permettra de passer
agréablement le temps.

Répétez cette formule trois fois.

DEUXIÈME PROTOCOLE

Poursuivre avec trois MOUVEMENTS OCULAIRES avec le mot *Sérénité* par exemple.

TROISIÈME PROTOCOLE

Imaginez-vous avoir une occupation, un sport, une activité quelconque mais surtout imaginez-vous entrain de sourire, d'être heureux/heureuse afin de bien ancrer le plaisir en vous.

Une fois que ces trois protocoles ont été faits, quelle est votre émotion ? Vous sentez-vous libéré(e) de l'ancienne émotion ? Une nouvelle a-t-elle émergé ? Un sentiment d'abandon par exemple ?

Procédez exactement de la même manière que vous venez de le faire pour chaque émotion qui resurgit.

Consommation d'alcool

Une personne souffrant d'alcoolisme chronique ne trouvera pas dans ces protocoles l'aide dont elle aura besoin car elle ne pourra pas prendre le recul nécessaire. Elle devra impérativement être suivie par un thérapeute compétent.

Cependant si vous ressentez qu'une consommation d'alcool serait néfaste, si vous devez prendre la voiture par exemple, procédez comme suit :

Comment y remédier ?

PREMIER PROTOCOLE

Plus(+) j'ai envie de boire
et plus cette envie disparait
et plus cette envie disparait
et moins j'ai envie de boire
et moins j'ai envie de boire
plus cette envie disparait
pour me laisser totalement calme, serein(e) et confiant(e) pour conduire ma voiture en étant totalement sobre et heureux de l'être

DEUXIÈME PROTOCOLE

Les MOUVEMENTS OCULAIRES pourront être faits avec le mot *sobriété*, par exemple. N'oubliez pas d'écrire toujours aussi loin que vous pouvez les lettres de ce mot afin d'étirer le plus possibles les muscles de vos yeux.

TROISIÈME PROTOCOLE

Cette technique est infinie et pourra être utilisée dans tous les cas de figure où un stress quelconque vous envahit.

Imaginez-vous conduire sereinement et calmement. Imaginez-vous avoir les idées claires, d'être fier/fière de ne pas avoir consommé de l'alcool, d'être vigilant(e) et prudent(e) sur la route.

La théorie des réflexes conditionnés

A la fin du XIXème siècle, le chercheur russe Ivan Pavlov tentait de déterminer si la salive contenait des hormones. Pour ce faire, il prélevait de la salive des chiens et comme il était le seul à les nourrir, il s'aperçut que sa seule présence (sans aliment) les faisait saliver. Il eut alors l'idée d'actionner une clochette au moment où il les nourrissait. Quelques temps plus tard, rien qu'en actionnant cette même clochette et sans la présence de nourriture, les chiens salivaient. Il y avait donc eu une association (un réflexe soumis à condition) entre la nourriture et la clochette et cette association permit la salivation.

Prenons maintenant l'exemple suivant : Une soirée entre amis où l'alcool coule à flot et où les cigarettes se consument au gré des rires et des dialogues; tout ceci produira une sécrétion d'hormone : les endorphines.

Le cerveau de ces individus associera donc plaisir et bien-être avec les substances présentes: alcool et nicotine. Le cerveau va donc 'enregistrer' que pour son bien-être, ces substances devront être présentes pour déclencher le stimulus de fabrication des endorphines. Et lorsque l'individu sera légèrement déprimé ou aura une baisse de moral, son cerveau qui aura associé plaisir et bien-être avec ces substances donnera l'ordre d'en consommer.... et le tour est joué.

Le retour de manivelle

Notre subconscient, telle la partie immergée de l'iceberg, est le lieu de notre esprit où plaisir rime avec facilité. L'individu à la recherche de sensations inexploitées, se laisse facilement emporter dans ce lieu magique du bien-être immédiat où l'interdit n'existe pas .... jusqu'au moment où....

Jusqu'au moment où le conscient de l'individu, responsable de la survie immédiate et voyant le danger qui le guette, revient à la charge avec ses principes de honte et de culpabilité. D'où la ritournelle : «*Je suis nul, je sais ... mais c'était plus fort que moi*».

Toutes ces compulsions ont en commun un réel mal-être ou une angoisse intériorisée qui ne sont pas toujours conscientes. Elles provoquent alors une pulsion qui sera calmée par une compulsion quelconque.

Bien qu'un travail avec un thérapeute puisse s'avérer plus que nécessaire selon l'intensité de ces compulsions, le compulsif/ dépendant pourra néanmoins calmer ses pulsions grâce aux protocoles proposés dans cet ouvrage.

---

[38] Image © Thomas Lammeyer Istockphoto.com

Les insomnies

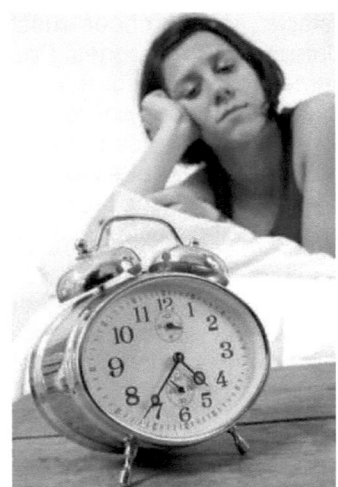

Quand Morphée tarde à venir

L'insomnie est un trouble très répandu. Mauvaise literie, repas du soir trop copieux, bruits divers et variés peuvent barrer la route du marchand de sable. Analysez quel est l'état émotionnel dans lequel vous vous trouvez et essayez de comprendre ce qui vous empêche de trouver le sommeil.

En tant que naturopathe, je tiens quand même à préciser qu'une insomnie peut avoir des raisons diverses et variées. Comme je viens de le mentionner, un repas trop copieux le soir peut vous réveiller entre 1h et 3h du matin, heure qui correspond au foie en médecine chinoise. Une bonne tisane de fenouil ou de menthe vous aidera à retrouver les bras de Morphée. De même si la literie est trop dure ou, au contraire, trop molle, un nouveau matelas vous aidera à retrouver un sommeil réparateur.

Connaître l'origine d'un trouble est non seulement primordial mais nécessaire à sa guérison.

Cependant si des causes ne peuvent pas être découvertes, ressentez l'état émotionnel dans lequel vous vous trouvez. Êtes-vous soucieux/soucieuse d'un événement qui s'est déroulé durant la journée ? Avec vos enfants ? Votre mari ? Votre travail ? Ressentez-vous une douleur particulière ? Êtes-vous triste ? Est-ce un problème de décalage horaire ? Dormez-vous dans un lieu que vous ne connaissez pas ?

---

[39] Image © Pink Candy Fotolia.com

Autant de questions qui vont vous permettre de reconnaitre l'émotion qui fait que vous n'arrivez pas à vous endormir.

Comment y remédier ?

Prenons l'exemple suivant : Vous avez des soucis professionnels qui vous empêchent de vous endormir paisiblement.

Voici un exemple de formule thérapeutique :

PREMIER PROTOCOLE

Plus(+) je pense à mes problèmes professionnels
et plus je m'endors confiant(e) qu'une solution rapide sera trouvée
et plus je m'endors confiant(e) qu'une solution rapide sera trouvée
et plus mes problèmes professionnels seront résolus rapidement
et plus mes problèmes professionnels seront résolus rapidement
et plus je m'endors confiant(e) et serein(e) afin de trouver rapidement un sommeil bienfaisant.

Répétez ce protocole trois fois.

DEUXIÈME PROTOCOLE

Les MOUVEMENTS OCULAIRES pourront être faits avec le mot *confiant*, par exemple. En dessinant toujours aussi loin que vous pouvez les lettres de ce mot afin d'étirer le plus possibles les muscles de vos yeux tout en restant toujours dans les limites du raisonnable.

Refaites cet exercice trois fois.

Un petit truc supplémentaire que vous pourrez effectuer après ce MOUVEMENT OCULAIRE : Commencez en prenant une bonne inspiration, puis regardez le sommet de votre crâne et descendez jusqu'au bout des pieds en terminant sur l'expiration.

Refaites ceci également trois fois.

TROISIÈME PROTOCOLE

Imaginez-vous dormir très sereinement et calmement.

Ressentez maintenant ses bienfaits. Analysez-vous à nouveau. Sentez-vous le sommeil arriver ? Surtout ne résistez pas, pensez à des situations agréables : vacances, hobby, personne que vous appréciez, etc. et laissez-vous emporter par Morphée.

Si cela n'est pas le cas, analysez à nouveau les raisons qui font que le sommeil n'arrive pas. Avez-vous un autre souci ? Avez-vous trop mangé ? Et dans ce cas prenez une bonne tisane de fenouil ou une petite cuillère de bicarbonate de soude dans un verre d'eau devrait faire l'affaire.

Recommencer aussi souvent que nécessaire et vous verrez que le sommeil viendra volontiers vous bercer.

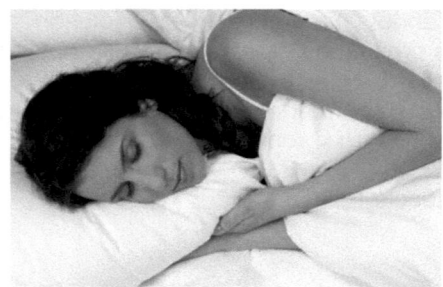

[40] Auremar © Fotolia.com

Les phobies

- Les phobies simples
- Les phobies sociales

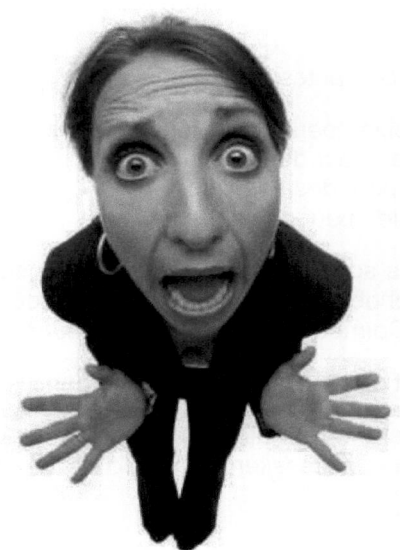

[41] Image © Sharon Dominick Istockphoto.com

Les phobies

Quand la peur vous gâche la vie

Les phobies sont des peurs caractérisées par une angoisse extrême ressentie par le sujet lorsqu'il se trouve en présence de certains objets, situations ou dans certains lieux. C'est une forme pathologique de l'anxiété.

Dès notre plus jeune âge, la peur fait partie intégrante de notre vie. La peur du noir, de certains animaux ou des inconnus est normale et souvent nécessaire. Elle permet de prendre conscience des dangers et sert de sonnette d'alarme indispensable à la survie. Tout au long de notre vie, nous apprenons à la gérer et à la surmonter.

Mais lorsque la peur devient incontrôlable et maladive, lorsqu'elle handicape la vie quotidienne, on parle de phobie.

Les phobies les plus courantes sont :

- l'aérodromophobie : peur des avions
- l'arachnophobie : peur des araignées
- l'agoraphobie : peur des espaces
- la claustrophobie : peur des espaces clos

D'autres plus rares sont tout aussi diverses que surprenantes comme par exemple la Pabullophobie qui est la peur des brouettes, la logophobie, la peur de parler ou la Coïmetrophobie qui est la peur des cimetières.

En fait il y a autant de peur, qu'il y des mots dans le dictionnaire.

Certaines phobies pourront être gérées plus ou moins facilement grâce à ces protocoles, d'autres nécessiteront l'aide d'un thérapeute.

Des causes multiples

L'origine des phobies est très variable. Elles peuvent être liées à des événements traumatisants venant souvent de l'enfance ou de l'adolescence ou des situations de peur intense qui n'ont pu être dépassées. Les phobies sociales, par exemple, peuvent être liées à des situations vécues par le passé telle une prise de parole en public qui s'est mal déroulée.

Les craintes peuvent également s'être installées progressivement avec des causes multiples parfois difficile à déterminer.

---

[42] Image © RTimages Fotolia.com

Peurs irrationnelles

Les personnes qui y sont sujettes savent que ces peurs sont irrationnelles mais elles ne peuvent s'empêcher de ressentir une extrême anxiété pouvant aller jusqu'à la panique.

Les phobies ne sont pas seulement des peurs d'un objet ou d'une situation. Ce sont surtout des peurs irrationnelles, non justifiées ou démesurées par rapport à leur cause.

Les phobiques sociaux tendent à se dévaloriser et à survaloriser les autres. Ils rougissent facilement, ont l'impression que tous les regards sont tournés uniquement vers eux et leur plus grande peur se concentre sur telle ou telle situation.

Parler en public, parler à ses supérieurs, faire la cour... Dans de nombreux cas, ce handicap les conduit à limiter drastiquement leurs relations et leur vie sociale, à l'exception de quelques amis ou parents très proches.

La phobie est différente de la timidité. Les timides peuvent aussi souffrir de leur caractère mais ils ne ressentent pas de signes d'anxiété ou de panique lorsqu'ils se trouvent dans une situation gênante. Ils ne cherchent pas obligatoirement à l'éviter à tout prix ce qui est le cas du phobique.

Tout comme la dépression, certaines phobies ne pourront pas être traitées par les protocoles proposés dans cet ouvrage car trop fortement ancrées chez la personne qui en souffre. Celle-ci devra se tourner vers un professionnel de santé qui saura la guider vers la guérison. Cependant certains patients m'ayant indiqué que l'utilisation de ces protocoles leur permettait de mieux gérer une situation qu'ils croyaient ingérable, me laisse penser qu'ils peuvent être tout à fait complémentaires à une thérapie.

Phobies spécifiques[44]

Comme toutes les phobies, les phobies spécifiques sont des peurs sans fondement objectif mais, le plus souvent, non handicapantes dans la vie quotidienne car pouvant être évitées (peur des serpents, lieux clos, obscurité, vide...). La phobie des animaux (zoophobie) est l'une des plus répandues. Elles touchent en majorité les femmes.

Ces troubles ne sont considérés comme pathologiques que s'ils provoquent une altération de la qualité de la vie ou une souffrance. Les phobiques vivent avec, en adoptant des comportements d'évitement

---

[43] Image © Washing hands, Istockphoto.com
[44] Anciennement appelée phobie simple

(restriction de voyages, escalier plutôt qu'ascenseur, veilleuse permanente à la maison, etc.)

Les phobies spécifiques se catégorisent en quatre sous-types :
- type animal
- type environnement naturel (orage, eau, hauteurs)
- type sang, injection, accident
- type situationnel (tunnels, ponts, ascenseurs).

En ce qui concerne la peur des animaux, souvent, ce n'est pas l'animal lui-même mais une caractéristique particulière sur laquelle la peur se focalise : mouvement, son, contact... Mais au-delà de ces peurs irraisonnées, la phobie est souvent aussi due à une exagération ou surévaluation d'un risque existant : attaque, morsure ou piqûre.

Selon le DSM-IV-TR[45], environ 7 à 10% de la population souffrirait d'une phobie spécifique.

J'insiste une nouvelle fois en précisant que ces protocoles ne se substituent pas à une thérapie. Ils vont simplement permettre à la personne qui en souffre, de diminuer sa peur voir, peut-être, de la faire disparaître petit à petit. Si vous souffrez de phobie et si vous voyez que ces protocoles ne vous conviennent pas, éviter de les utiliser.

Phobie liée à un animal

Comment y remédier ?

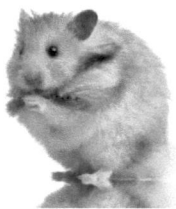

Comme nous l'avons vu pour la dépression, l'assistance d'un thérapeute est nécessaire dans le cadre d'une phobie. Cependant ces protocoles pourront aider la personne souffrant de ce trouble à relativiser et se détacher, tant que faire se peut, d'une émotion paralysante.

L'analyse de l'émotion sera, dans le cas des phobies spécifiques beaucoup plus facile à trouver. La peur étant généralement l'émotion la plus présente dans un contexte phobique.

Prenons l'exemple suivant avec un animal, une araignée par exemple.

---

[45] Diagnostic et statistiques des maladies mentales
[46] Image © Eric Isselée Istockphoto.com

PREMIER PROTOCOLE

Plus(+) j'ai peur de cette araignée
et plus j'en suis indifférent(e)
et plus j'en suis indifférent(e)
et moins j'en ai peur
et moins j'en ai peur
plus j'en suis indifférent(e)
pour être totalement indifférent(e) et gérer la situation correctement.

Répétez cette formule thérapeutique trois fois.

DEUXIÈME PROTOCOLE

Continuez ensuite sur les MOUVEMENTS OCULAIRES tout en vous rappelant qu'il est tout à fait possible de garder les yeux ouverts.

Prenez, par exemple, le mot *Calme* qui sera beaucoup plus rapidement écrit que le mot indifférent(e).

TROISIÈME PROTOCOLE

Même pour le protocole de la visualisation, il est tout à fait possible de garder les yeux ouverts. Imaginez simplement pouvoir être indifférent(e) face à cette araignée, qui doit avoir autant peur que vous. Soit vous pouvez ignorer cette araignée et passez votre chemin, soit utilisez l'astuce du verre et du carton pour vous en débarrasser car il n'y a aucune raison de tuer cette petite araignée qui est d'utilité publique en nous débarrassant des moustiques, mouches, fourmis, etc. et qui ne demande qu'à vivre comme tout être vivant sur cette planète.

Placez un verre sur l'araignée, glissez ensuite un petit carton plus grand que le verre en dessous et déplacez tout ceci vers un endroit hors de votre vue, tout en étant un espace sécuritaire pour l'araignée.

---

[47] Image © Caleidoscopio Fotolia.com

Peur de prendre l'avion

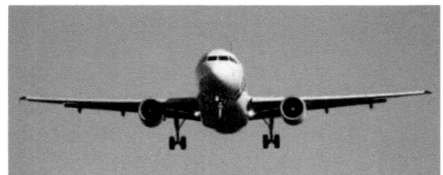

Comment y remédier ?

Prenons maintenant l'exemple de la peur de prendre l'avion. Cette situation ne risquant pas de vous prendre au dépourvu, vous allez avoir le temps de vous y préparer.

PREMIER PROTOCOLE

Plus(+) j'ai peur de prendre l'avion
et plus je suis serein(e) que tout ira bien
et plus je suis serein(e) que tout ira bien
moins j'ai peur de prendre l'avion
et moins j'ai peur de prendre l'avion
et plus je suis serein(e) que tout ira bien
et me sens totalement sécurisé(e)
que mon vol se déroulera parfaitement.

Répétez cette formule trois fois.

DEUXIÈME PROTOCOLE

Utilisez le mot *serein* par exemple, en regardant bien le plus loin possible afin de bien stimuler les muscles oculaires.

Répétez cet exercice trois fois.

---

[48] Dario Estrela © Fotolia.com

TROISIÈME PROTOCOLE

Imaginez-vous dans toutes les situations précédent le voyage depuis la préparation des bagages par exemple, jusqu'au moment de monter dans l'avion.

Inutile de préciser que vous devez vous imaginer dans de bonnes circonstances.

Une fois que ces protocoles auront été effectués, comment ressentez-vous le fait de prendre l'avion ? Ressentez-vous une sensation d'étouffement par exemple ?

PREMIER PROTOCOLE

Plus(+) j'ai l'impression d'étouffer
et plus je me sens confiant(e) et respire calmement
et plus je me sens confiant(e) et respire calmement
et moins j'ai l'impression d'étouffer
et moins j'ai l'impression d'étouffer
plus je me sens confiant(e) et respire calmement
pour me sentir tout à fait à l'aise et confiant(e) pour prendre l'avion

DEUXIÈME PROTOCOLE

Utilisez les mots *Air* puis *Respiration* puis *Calme* qui vous apporteront le calme nécessaire.

Refaites cet exercice trois fois.

TROISIÈME PROTOCOLE

Imaginez-vous à nouveau dans la situation qui vous avait envahi par l'émotion. Quelle en est l'amplitude ? Est-ce la même force ? Moins fort ?

Continuez ainsi jusqu'à disparition totale ou quasi-totale des émotions.

Recommencez soit le même jour à quelques heures d'intervalle soit le jour suivant et analysez à nouveau vos émotions. Sont-elles aussi fortes que précédemment ?

Ressentez-vous d'autres émotions ? Comme la peur de tomber par exemple ? Ou la peur du vide ?

Adaptez la formule thérapeutique au contexte et à l'émotion.

Continuez à pratiquer ces protocoles qui pourront également être utilisés au moment où vous allez prendre l'avion ou lorsque vous vous trouverez dan l'avion.

Répétez autant de fois ces protocoles afin de vous libérer de cette peur et de profiter ainsi de votre séjour.

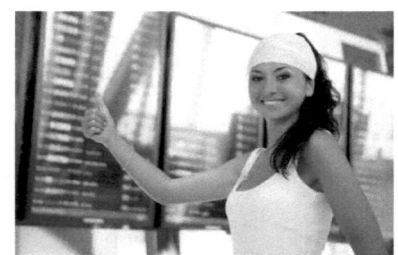

[49] Dimitry Sunagatov © Fotolia.com

Peur d'un endroit clos

La claustrophobie est la peur irrationnelle des espaces confinés, des petites pièces ou la peur de rester enfermé dans un endroit fermé. Cette phobie peur se transformer en attaque de panique si elle n'est pas gérée correctement.

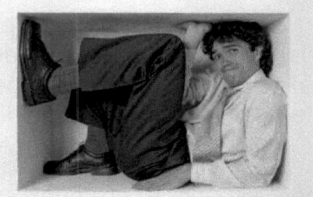

Comment y remédier ?

Comme nous venons de le voir pour les précédentes phobies, l'état émotionnel est simple à trouver, prenons comme exemple, la peur de rester coincé(e) dans l'ascenseur.

PREMIER PROTOCOLE

Plus(+) j'ai peur de rentrer dans l'ascenseur
et plus cette peur disparaît
et plus cette peur disparaît
moins j'ai peur de rentrer dans l'ascenseur
et moins j'ai peur de rentrer dans l'ascenseur
plus cette peur disparaît

pour totalement disparaître et me permettre de me sentir confiant(e) et serein(e) dans l'ascenseur

DEUXIÈME PROTOCOLE

Utilisez pour ce protocole le mot confiant par exemple qui sera adéquat dans cette situation. Profitez toujours bien d'étirer les muscles des yeux afin de ressentir une légère tension.

Refaites cet exercice trois fois

TROISIÈME PROTOCOLE

Si vous avez l'occasion de vous entraîner à la visualisation ne vous en privez pas. Plus(+) vous vous entrainerez et le mieux cela sera. En général vous pouvez prévoir à l'avance si vous devez prendre un ascenseur. Imaginez-vous bien totalement confiant(e) et libéré(e) d'émotions limitantes, heureux de vous savoir dans un ascenseur et fier/fière de vous voir prendre un ascenseur totalement serein(e).

---

[50] Image © Viorika Prikhodko Istockphoto.com

Phobies sociales

Comparé à des phobies extrêmement rares telles que la 'nanopabulophobie (peur des nains de jardin à brouette) les phobies sociales, telles que l'agoraphobie (peur des grands espaces) et la claustrophobie (peur des endroits fermés) sont les plus gênantes dans la vie courante.

La phobie sociale est, quant à elle, caractérisée par une peur irrationnelle des situations en public (peur de parler, de rougir, de trembler ou de bégayer). C'est la peur du jugement d'autrui. Elle est souvent mêlée au sentiment de ne rien valoir, à une mauvaise estime de soi-même.

L'agoraphobie (peur des espaces découverts ou trop peuplés, peur d'être loin de chez soi et d'avoir un malaise ou une crise de panique) empêche la personne souffrant de ce mal, de vivre, de sortir et de communiquer. Elle doit, la plupart des cas, être accompagnée par un proche ou un parent durant ses sorties.

Toutes ces phobies peuvent conduire, faute de traitement adapté, à un isolement social, à une dépression, ou encore amener celui qui en souffre à des comportements «d'autothérapie» dangereux (consommation excessive d'alcool ou de tranquillisants pour fuir la peur) qui peuvent entraîner un état de dépendance du malade.

Selon le DSM-IV-TR[51] les phobies sociales toucheraient environ de 3 à 13% de la population.

---

[51] Manuel diagnostique et statistique des troubles mentaux, Masson, Paris, 2003

Prise de parole en public

Prenons l'exemple que vous devez prendre la parole en public et vous sentez vos muscles et votre esprit totalement paralysés rien qu'à l'idée de devoir y aller.

Il est fortement conseillé de vous entraîner quelques jours avant cette prise de parole, évitez de vous y prendre en dernière minute.

Comment y remédier ?

Voici un exemple qui pourra vous soulager.

PREMIER PROTOCOLE

Plus(+) j'ai peur de parler en public
et plus je suis confiant(e) de mes capacités
et plus je suis confiant(e) de mes capacités
et moins j'ai peur de parler en public
et moins j'ai peur de parler en public
et plus je me sens confiant(e) en mes capacités
afin de pouvoir exprimer très clairement et calmement
ce que j'ai à dire

Répétez cette phrase trois fois.

DEUXIÈME PROTOCOLE

Continuez ensuite sur les MOUVEMENTS OCULAIRES tout en sachant qu'il est également tout à fait possible de garder les yeux ouverts. Si vous avez préalablement utilisé ces protocoles durant plusieurs jours, il vous suffira de faire des petits mouvements avec les yeux car votre cerveau aura déjà été entrainé..... comme un sportif.

Entraînez-vous aussi souvent que possible, il n'y a aucune contre-indication à vous imaginer parler devant un public avec confiance et assurance. N'oubliez pas de prendre plaisir à ce que vous faites.

---

[52] Image Istockphoto.com

N'hésitez pas à analyser une peur qui peut ressurgir. La peur d'être critiqué par exemple, ou la peur d'échouer ou encore la peur que l'on se moque de vous.

Continuez à utiliser ces protocoles afin de devenir un parfait maître conférencier.

---

[53] Image Pressmaster Fotolia.com

Travail thérapeutique avec les enfants

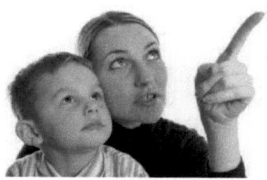

Avec les très jeunes enfants, il pourra être nécessaire de les aider, non en leur demandant de dessiner une lettre de l'alphabet qu'ils ne connaissent sûrement pas mais de les aider en leur montant des objets qui leur permettront de regarder dans différentes directions : un objet, une maison, un animal, un oiseau, etc. feront très bien l'affaire.

La maman/le papa, etc. devront pointer du doigt sans trop fatiguer l'enfant. N'oubliez pas également de rassurer l'enfant, de le réconforter.

Si, par exemple, vous désirez lui faire écrire le mot Zen avec les yeux voici comment procéder. Demandez-lui de regarder un objet placé en haut sur sa gauche, puis demandez-lui de regarder un objet en haut sur sa droite, puis par terre à gauche et enfin par terre à droite. Pour un enfant lui demander de faire deux fois cet exercice sera amplement suffisant.

Répétez avec un mot simple et court afin de ne pas fatiguer l'enfant. Il est préférable de lui faire dessiner avec ses yeux deux ou trois fois un mot court, qu'une fois un mot long.

[54] Image © Pavel Losevsky Fotolia.com

Exemples de mots à utiliser

Voici quelques exemples de mots que vous allez pouvoir utiliser autant pour le protocole INVERSEMENT PROPORTIONNEL que pour les MOUVEMENTS OCULAIRES.

Plus (+) je suis		et plus je me sens	
	abattu		actif
	accablé		adouci
	affaibli		adulte
	affecté		affectueux
	affligé		agissant
	agité		aimable
	agressif		amical
	aigri		apaisé
	amer		appliqué
	anéanti		assidu
	apathique		attentif
	attristé		calme
	bagarreur		chaleureux
	brisé		chanceux
	découragé		compréhensif
	démoli		conforté
	déprimé		confiant

[55] Image © Puck Fotolia.com

	désarmé		conquis
	distrait		consolé
	dominé		content
	emporté		courageux
	énervé		cultivé
	enfantin		décidé
	épuisé		délivré
	étouffé		détaché
	étourdi		déterminé
	exploité		dynamique
	exténué		éclatant
	faible		en paix
Plus (+) je suis	fatigué	et plus je me sens	enchanté
	fragile		énergique
	furieux		entreprenant
	impatient		extraverti
	imprudent		ferme / fort
	inattentif		franc
	inculte		gentil
	indécis		heureux
	insouciant		impassible
	instable		imperturbable
	introverti		inébranlable
	irréfléchi		invulnérable
	lent		joyeux

Plus (+) je suis	malade	et plus je me sens	libéré /libre
	malheureux		optimiste
	malveillant		pacifié
	méchant		patient
	morose		persévérant
	navré		pondéré
	offensant		posé
	opprimé		prévenant
	paresseux		prudent
	passif		rapide
	peiné		rassurant
	rêveur		rassuré
	sarcastique		réconforté
	sec		revigoré
	sensible		satisfait
	soumis		soigné
	taciturne		solide
	terrassé		soulagé
	tourmenté		spirituel
	triste		stable
	tyrannisé		sympathique
	vexé		tranquille
	vidé		travailleur
	violent		vif
	vulnérable		zen

Bibliographie

Lilyane Clémente, *L'hypnose protocolaire, 26 protocoles en hypnose à la portée de tous les thérapeutes*, 2010, Bruxelles, Unibook

Base de données de la Santé pour tous, Copenhague, Bureau régional de l'OMS pour l'Europe, (http://www.euro.who.int/hfadb?language=French).

Comment dominer le stress et les soucis, Dale Carnegie, Flammarion, 2005

Dictionnaire médical, Masson, Paris, 1997

Le harcèlement moral, Marie-France Hirigoyen, Pocket, Paris, 1998

Manuel diagnostique et statistique des troubles mentaux, DSM-IV-Tr, Masson, Paris, 2003

Organisation du travail et stress, série protection de la santé des travailleurs n° 3, Genève, Bibliothèque de l'OMS, 2004

Qu'est ce que le harcèlement moral sur le lieu de travail? Série protection de la santé des travailleurs n°4, Genève, Bibliothèque de l'OMS, 2004

Santé mentale et vie professionnelle, Conférence ministérielle européenne de l'OMS sur la santé mentale, Helsinki, Finlande, 2005

L'hypnose protocolaire est une nouvelle méthode en hypnose simple et efficace à la portée de tous les thérapeutes.

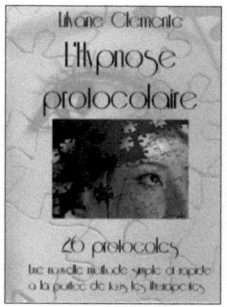

La première partie de cet ouvrage permet au thérapeute ou à toute personne intéressée dans le développement personnel, de voir ou de revoir des principes de base de la relation thérapeutique : le conscient, le subconscient, le triangle de Karpman, les valeurs et les croyances, les ancrages, l'intention positive, le questionnement, les bénéfices primaires et secondaires des symptômes, indications et contre-indications à l'hypnose et bien d'autres sujets encore. Cette première partie va également détailler différents troubles rencontrés en thérapie comme les phobies, les dépendances et compulsions, les troubles anxieux ou le processus du deuil émotionnel.

La deuxième partie de l'ouvrage listera les 26 protocoles hypnotiques qui permettront d'instaurer, ou de réinstaurer, un dialogue entre le conscient et le subconscient du patient. Le thérapeute se contentera d'être une sorte de médiateur fournissant des outils thérapeutiques adéquats. De nombreux exemples issus des séances illustreront ces protocoles

Lilyane Clémente, *L'Hypnose protocolaire, 26 protocoles, une méthode simple et rapide à la portée de tous les thérapeutes*, Édition Unibook, www.unibook.com, 25 euros / 35 CHF, 325 pages

---

Dans son premier livre intitulé 'L'Hypnose protocolaire, une nouvelle méthode simple et rapide à la portée de tous les thérapeutes' Lilyane Clémente explique les principes de base de la relation thérapeutique ainsi que les explications des 26 protocoles incluant quelques exemples repris des séances. Cependant le lecteur n'eut pas l'occasion de lire une séance dans son intégralité car un protocole isolé de son ensemble représente difficilement une séance à lui tout seul.

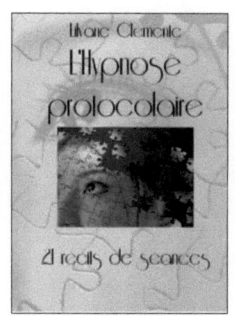

Ce nouvel ouvrage va donc compléter le premier avec 21 récits. Vous allez donc pouvoir vous rendre compte de la facilité dont ces protocoles s'imbriquent les uns aux autres, tout en étant indépendants de leur propre solution thérapeutique.

Lilyane Clémente, 21 récits de séance, Édition Unibook, www.unibook.com, 20 euros / 27 CHF, 190 pages

3 protocoles pour rester zen

Page de couverture : © Gilles Lougassi, Fotolia.com

Lilyane Clémente, 2014, Genève, 1ère édition

*Tous droits de reproduction, traduction
ou adaptation réservés pour tous pays.*

La photocopie tue le livre

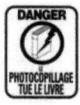

Tous droits réservés. La loi du 11 mars 1957 interdit les copies ou reproductions destinées à une utilisation collective. Toute représentation ou reproduction intégrale ou partielle faite par un quelconque procédé que ce soit, photographie, photocopie, microfilm, bande magnétique, disque ou autre sans le consentement de l'auteur est illicite et constitue une contrefaçon sanctionnée par les articles 425 et suivants du code pénal.

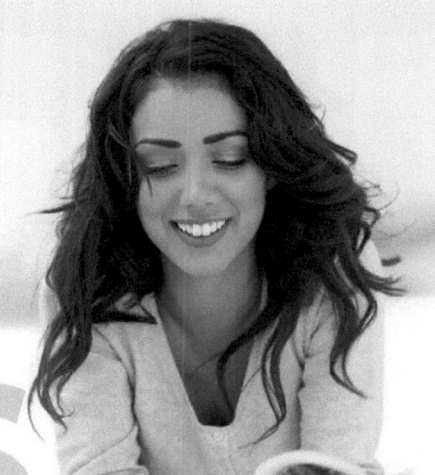

yes

Oui, je veux morebooks!

I want morebooks!

Buy your books fast and straightforward online - at one of the world's fastest growing online book stores! Environmentally sound due to Print-on-Demand technologies.

Buy your books online at

www.get-morebooks.com

Achetez vos livres en ligne, vite et bien, sur l'une des librairies en ligne les plus performantes au monde!
En protégeant nos ressources et notre environnement grâce à l'impression à la demande.

La librairie en ligne pour acheter plus vite

www.morebooks.fr

OmniScriptum Marketing DEU GmbH
Heinrich-Böcking-Str. 6-8
D - 66121 Saarbrücken
Telefax: +49 681 93 81 567-9

info@omniscriptum.com
www.omniscriptum.com

OMNIScriptum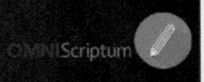

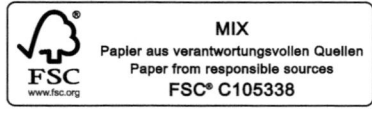

MIX
Papier aus verantwortungsvollen Quellen
Paper from responsible sources
FSC® C105338

Printed by Books on Demand GmbH, Norderstedt / Germany